미국 국립보건원이 인정한 퇴행성관절염의 해결사

천 하 무 적
글루코사민

미국 국립보건원이 인정한 퇴행성관절염의 해결사

천 하 무 적
글루코사민

· ·

초판 1쇄 인쇄일 | 2006년 4월 10일
초판 1쇄 발행일 | 2006년 4월 15일

지은이 | 하채림
발행인 | 유창언
발행처 | 집사재
출판등록 | 1994년 6월 9일
등록번호 | 제10-991호

주소 | 서울시 마포구 서교동 377-13 성은빌딩 301호
전화 | 335-7353~4
팩스 | 325-4305
e-mail | pub95@hanmail.net / pub95@naver.com

ISBN 89-5775-107-6 03510

값 8,500원

미국 국립보건원이 인정한 퇴행성관절염의 해결사

천하무적
글루코사민

하채림 지음

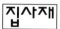

관절염 완치, 희망이 보인다

"경미한 관절염에 글루코사민 효과 없다."

2006년 2월 23일 미국으로부터 시작, 전 세계 언론은 이 같은 제목의 뉴스를 일제히 실었다. 지난 4년 간 실시된 글루코사민/콘드로이틴의 임상시험 결과를 기다려 온 글루코사민 지지자들은 다소 허탈하게 만드는 헤드라인이었다. 무엇보다 관절염 환자들은 낙담할 수밖에 없었다. 그러나 결론부터 말하자면 전혀 실망할 필요가 없다. 이번 연구결과는 오히려 희망의 메시지를 던져 준다.

지난 수십 년 동안 수많은 연구결과가 발표되었다. 긍정적인 결과에도 불구하고 글루코사민의 효능에 대한 논란은 수그러들지 않았다. 의료계는, 글루코사민이 효능이 있다고 판단하기 위해서는 객관적이고 과학적으로 설계된 임상시험이 필요하다는 의견을 굽히지 않았다. 수많은 환자들과 의료계의 요구가 높아지는 가운데 1998년 미국 정부는 직접 임상시험에 나서기로 했다.

미국 국립보건원(NIH) 내부의 보완·대체의학센터(NCCAM) 주도로 실시된 이 연구는 유타주 의대를 포함 16개 병원과 1,583명의 환자가 참여하여 약 4년 간 지속되었다. 세계 최고의 공신력 있는 기관의 대규모 임상시험이 조직된 셈이다. 의료계와 건강식품업계 그리고 수많은 환자들은 이 시험의 결과가 공개되기를 기다렸다. 의사들에게 글루코사민의 효능에 대해 질문하면 "미국 국립보건원 임상시험 결과를 기다려 보자"는 대답이 돌아왔다.

연구 결과는 드디어 2006년 2월 전 세계 뉴스망을 통해 타전되었다. 앞에서 설명한 대로 기사 제목은 사람들의 기대와는 달랐다. 글루코사민의 효과는 역시 엉터리 시험을 내세운 상술에 지나지 않았던 것일까.

절대로 그렇지 않다. 이번 시험 결과는 세계 최고 권위의 의학저널 〈뉴잉글랜드저널어브메디신〉(NEJM)에 실렸다. 논문의 제목은 「관절염에 대한 글루코사민과 콘드로이틴의 효과」이다. 미국 국립보건원은, 이 논문이 NEJM에 게재되었다는 보도자료에서 "글루코사민의 효과는 관절염의 정도에 따라 다르게 나타난다"라고 밝혔다. 증상이 경미한 관절염 환자들은 글루코사민을 주든, 가짜약을 주든 별 차이가 없었다. 언론은 이 사실만 강조해서 제목으로 뽑았다.

주목할 만한 사실은 중간~중증 환자들의 약 80%는 글루코사민/콘드로이틴이 효과를 나타냈다는 점이다. 오히려 값비싼 신약보다 더 많은 환자들이 효과를 경험했다. 놀라운 사실 아닌가. 보통 건강식품은 증상이 약할 때는 어느 정도 효과가 있지만 질병이 심해지면 별 도움이 안 된다. 글루코사민에 대해서도 초기나 중간 정도의 환자들만 효과가 있을 것으로 예상이 됐었다. 이번 시험 결과를 보면 글루코사민은 경미한 환자들에서는 가짜약이나 비슷한 효과를 나타냈지만 중간 정도 이상의 환자들에서는 오히려 효과가 확연했다. 증상이 심한 환자들도 진통소염제에만 의존하지 않아도 된다는 소식은 분명히 희망적인 뉴스다.

이러한 결과는 논문이 발표되기 전인 2005년 11월 미국 류마티스학회 개막식에서 일부 공개되었다. 언론이 다소 '김 빠지는' 제목을 붙인 이유는 2005년 11월 발표에 너무 들떠 있던 분위기를 의식했던 것이 아닐까 추측한다. 언론의 속성상 새로운 사실이 더 강조된 듯하다.

뜨거운 관심, 기대 그리고 찬물 끼얹기 등 일련의 반응은 글루코사민에 대한 높은 인기를 드러낸다. 글루코사민은 다이어트 식품과 함께 미국 건강보조식품 시장을 이끌어 가는 베스트셀러 제품이다. 백악관도 글루코사민을 선택했다. 조지 W. 부시(George W. Bush) 미국 대통령도 글루코사민 애용자다. 지난 2003년 스콧 매클렐런(Scott McClellan) 백악관 대변인은 부시 대통령의 건강진단 결과를 발표하는 기자회견장에서 "부시 대통령이 관절 통증 완화제인 글루코사민을 복용하고 있다"고 밝혔다.*) 매클렐런 대변인에 따르면 부시는 이 시기에 "나이가 들었다"며 무릎 통증을 호소하여 글루코사민 복용을 시작했다.

글루코사민의 인기가 식을 줄 모르는 것은 수많은 사람들이 퇴행성 관절염으로 고통받고 있으며, 그들은 전통적인 의학으로 만족할 만한 치료결과를 얻지 못했기 때문이다.

의학적으로 55세 이상 인구의 약 80%, 75세 이상에서는 거의 전 인구가 퇴행성관절염 증상을 보인다고 한다. 국내에서는 45세 이상 성인 5명 중 1명이 관절염(류마티스관절염 포함) 환자로 알려졌다. 미국에

---

*) 연합뉴스, 「부시, 모세혈관 확장증 · 장딴지근육통 치료」, 2003.8.3.

서는 성인 3명 중 1명이 관절염 증세가 있을 것으로 추정된다.

적지 않은 성인들이 한창 일할 나이에 관절염을 앓고 있기 때문에 경제적인 손실도 만만치 않다. 관절염으로 인한 의료비와 노동력 상실 등 총 경제적 손실은 미국에서만 연간 862억 달러(한화 약 86조 원)에 달하며 관절염 관련 질환까지 합하면 1,240억 달러(한화 약 120조 원)나 된다고 한다.

관절염은 환자 수가 많을 뿐 아니라 완치되기도 어렵다. 퇴행성관절염으로 진단을 받은 환자들도 병원에서 주는 약이 소염진통제라는 사실을 잘 안다. 그러면서도 통증이 심하면 어쩔 수 없이 약을 복용한다. 소염진통제를 장기간 복용하다가 위내 출혈로 고생하는 사례도 흔하다. 환자들은 관절의 통증과 위장관의 통증 가운데 하나를 선택해야 하는 상황에 놓이게 된다. 소염진통제는 치료에 도움이 되지 않으며 오히려 뼈를 약화시키기까지 한다.

이도저도 못하는 환자들에게 새로운 희망으로 떠오른 것이 글루코사민이다. 지난 수십 년 동안 글루코사민이 퇴행성관절염 환자들의 통증을 개선한다는 연구가 이어졌다. 글루코사민을 찾는 환자들은 점점 늘어났다. 입소문과 체험담은 의사들도 바꿔놓았다. 처음에는 냉담하던 의료계에서도 글루코사민을 적극 활용하는 의사들이 점점 많아졌다. 글루코사민의 인기가 높아지다 보니 효능에 대한 논란도 더 뜨거워졌다. 2006년 2월 글루코사민/콘드로이틴 임상시험 결과 글루코사민이 중간~중증 환자들에게 효과가 있으면서도 안전하다는 사실이 공개됨에 따라 글루코사민 효능 논란은 어느 정도 매듭 지어졌다. 글루코사민을 더 적극적으로 활용하는 의사들도 늘어날 것으로 보인다.

지난 몇 년 간 국내에서도 글루코사민의 인기가 크게 높아졌다. 그러나 그 효능과 부작용, 제품의 질 문제에 대해서는 잘 알려지지 않았다. 소비자들은 단지 "글루코사민 효과 있다더라"는 입소문에 따라 제품을 선택하는 실정이다. 인기에 편승하여 글루코사민을 판매하는 기업들은 우후죽순 늘어나고 있는 가운데 자칫 소비자들은 광고만 믿고 저질 제품으로 피해를 입을 우려도 적지 않다. 「천하무적 글루코사민」은 글루코사민의 효능과 부작용에 대한 정확한 정보 및 최근 공개된 '희망의 소식'을 전달하며, 구체적으로 제품을 선택하는 방법을 설명하기 위한 책이다.

이 책은 우선 퇴행성관절염이라는 질환과 기존 치료법의 한계에 대한 내용으로 시작한다. 이어 글루코사민의 효능을 지지하는 연구 결과와 국내외의 글루코사민 열풍을 소개한다. 특히 미국 국립보건원의 글루코사민/콘드로이틴 임상시험에서 글루코사민의 효능이 입증되는 과정을 자세히 설명했다. 또 글루코사민의 단짝인 콘드로이틴뿐 아니라 비타민C, 녹색입홍합 분말 등에 대해서도 알아본다. 글루코사민은 식품이라 안전하다고 알려졌다. 지금까지 특별히 문제된 바는 없지만 혹시 일어날지 모르는 부작용에 대해서도 언급했다. 마지막으로는 소비자들이 질좋은 글루코사민을 선택하기 위해 필요한 브랜드, 용량, 원료 등에 대한 내용을 담았다. 단, 이 책은 환자들이 글루코사민을 더 잘 알고 100% 활용하기 위해 쓰인 책이며, 의사의 진단이나 처방을 대신할 수 없음을 분명히 해둔다.

관절염은 여전히 완치하기 어려운 질환이다. 그러나 글루코사민은 소염진통제나 수술이 아니고서도 관절염의 통증에서 해방되어 삶의 질을 높일 수 있는 가능성을 보여주고 있다. 정확한 진단과 적절한 약물치료, 체중관리, 운동, 식이요법에 글루코사민을 결합한 치료를 적용한 결과 많은 환자들이 휠체어에서 일어나고 관절염에 걸리기 이전의 활력을 되찾을 수 있었다. 치료는, 질병을 알고자 하고 이기고자 하는 노력에서 시작된다. 이 책이 당신 또는 당신의 친구·가족이 관절염의 통증에서 해방되는데 작은 도움이 되기를 바란다.

2006년 봄
하채림

| 차 례 |

머리말

'노인 건강 파괴범' 퇴행성관절염

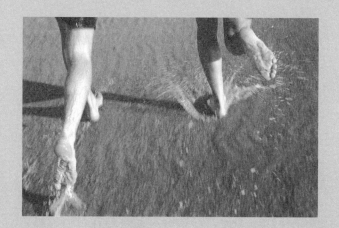

부시 대통령도 관절염으로 고통

22일 오후 6시께 울산시 중구 김모(76·여)씨 집에서 김씨가 제초제를 마시고 실신해 있는 것을 가족들의 전화를 받고 달려온 손녀(19)가 구강 대 구강 방식의 인공호흡을 시도했으나 김씨는 끝내 숨졌으며, 손녀도 제초제에 중독돼 의식을 잃고 쓰러져 울산대병원으로 옮겨져 치료를 받고 있다. 경찰은 10여 년 전부터 당뇨병을 앓아오다 최근 합병증으로 무릎 수술을 받는 등 지병이 악화돼 이를 비관해 온 김씨가 스스로 목숨을 끊은 것으로 추정했다.(부산일보 2006.2.22)

어제 오전 6시 10분쯤 광주시 문흥동 모 아파트 9층에 사는 79살 신모씨가 1층 바닥에 떨어져 숨져 있는 것을 주민 67살 하모씨가 발견해 경찰에 신고했습니다. 경찰은 오래 전부터 퇴행성관절염을 앓아오던 신씨가 신병을 비관해 투신 자살한 것으로 보고 정확한 자살 경위를

조사하고 있습니다.(YTN 2005.9.11)

서울 봉천동 모 아파트에서 유모씨(83)가 자신의 집 안방 화장실에서
목을 매 자살한 사건이 발생했다. 부인과 아들 부부, 손자와 함께 살던
유씨는 10년 전부터 고혈압, 퇴행성관절염, 위궤양 등을 앓아왔다.(국
민일보 2003.1.14)

신병을 비관한 노인들의 자살 소식이 자주 들린다. 정신과 전문의
들은 오랜 병치레와 경제적인 어려움으로 생긴 우울증세가 자살을 불
렀을 것이라고 한다. 신병비관 자살을 한 노인들 가운데는 관절염으
로 고생한 사례가 적지 않다. 이제 관절염은 나이가 들면 누구나 걸리
는, 그래서 소염진통제로 버티는 질환이라고 단순히 넘겨 버릴 일이
아니다.

처음 증상은 아침에 관절이 뻣뻣하고 가끔 통증이 있는 정도다. 시
간이 지날수록 통증이 잦아지고 심해진다. 진통제 없이는 견딜 수 없
고 약을 먹어도 제대로 걷기가 힘들어진다. 점점 소염진통제를 쓰는
횟수가 늘어나고 마침내는 관절이 다 닳아서 전혀 걸을 수 없게 된다.

관절염 환자들은 외출을 두려워한다. 버스를 타고 내릴 때마다 기
사들과 승객들의 눈치가 보인다. 도심에는 지하도와 육교만 있는 도
로가 너무나 많다. 지하철 계단은 왜 그리 깊은지. 노인들이 많은 시
골에서는 관절염으로 걷기 힘든 노인들이 보행보조기 대신에 개조한
유모차를 밀고 다니기도 한다.

집에 있는 시간이 늘어나면서 노인들은 우울증세에 시달릴 가능성

도 높아진다. 우울증은 마음의 감기라고 하지만, 제대로 치료하지 않으면 자살을 부른다. 정형외과 전문의들은 관절염환자들이 우울증에 걸리지 않도록 주의하라고 한다. 국내 한 정형외과 전문병원이 환자들을 대상으로 조사한 바에 따르면 관절염을 앓는 노인들은 그렇지 않은 노인들에 비해 우울증세를 보이는 확률이 최대 다섯 배나 높았다.[1]

위의 사례에서도 '휠체어에 의지해야만 거동할 수 있었던 유씨가 가족들에게 불편을 주기 싫어 외출을 거의 하지 않았다'고 전한다.

퇴행성관절염은 빈곤층 노인의 걱정거리만은 아니다. 기업의 총수들도 관절염으로 고생하는 사람들이 많다. 삼성경제연구소가 최고경영자(CEO) 회원을 대상으로 조사한 결과 응답자 446명 중 가장 많은 질환은 고혈압(15.9%)이었으며 그 다음이 퇴행성관절염 등 뼈·관절계통의 질환(9.2%)이었다.[2] 나이에 상관없이 이뤄진 이 조사에서 퇴행성관절염이 2위에 올랐는데, 60대 이상만을 조사했다면 관절염이 1위를 차지했을 가능성이 높다. 퇴행성관절염은 그만큼 흔한 질환이며, 경제적으로 여유가 있다고 해서 피할 수 있는 질환이 아닌 셈이다.

머리말에서도 언급한 대로 최고 의료진의 보살핌을 받는 부시 미국 대통령도 퇴행성관절염을 피하지 못했다. 2003년 스콧 매클렌런 백악관 대변인은 조지 W. 부시 대통령이 관절염 통증 때문에 글루코사민/콘드로이틴을 복용하기 시작했다고 밝혔다. 부시 대통령은 "나이가

---

1) 연합뉴스, 「퇴행성관절염 노인, 우울증도 조심해야」, 2004.7.14.
2) 중앙일보, 「CEO 엿보기; 나를 괴롭히는 질병은」, 2005.6.6.

들었다"며 무릎 통증을 호소했다고 한다.

의학적 증상으로 볼 때 55세 이상 인구의 약 80%, 75세 이상에서는 거의 전 인구가 퇴행성관절염 증상을 보인다고 한다. 국내에서는 45세 이상 성인 5명 중 1명이 관절염(류마티스관절염 포함) 환자로 알려졌다. 미국에서는 성인 3명 중 1명이 관절염 증세가 있을 것으로 추정된다.

적지 않은 성인들이 한창 일할 나이에 관절염을 앓고 있기 때문에 경제적인 손실도 만만치 않다. 관절염은 근로능력 상실의 주요한 원인으로 심장질환 다음으로 많은 근로능력 상실을 초래한다. 관절염으로 인한 직접적 비용―의료비―과 간접비용―노동력 상실―등 총 경제적 손실은 미국에서만 연간 862억 달러(한화 약 86조 원)에 달하며 관절염 관련 질환까지 합하면 1,240억 달러(한화 약 120조 원)나 된다고 한다.[3]

물렁하다고 우습게 보지 마라

관절염(Arthritis)을 하나의 특정 질환이라고 생각하기 쉽다. 실제로는 100여 가지의 의학적 상태를 포괄적으로 부르는 용어다. 퇴행성관절염(Osteoarthritis)은 그 중에서 가장 흔한 형태다. 후에 자세히 다루겠지만 글루코사민이 가장 효과적으로 작용하는 질환이 바로 퇴행성관절염이다. 따라서 이 책에서는 퇴행성관절염에 대해서 주로 다루려고

---

3) Arthritis foundation, www.arthritis.org

한다.

퇴행성관절염은 간단히 말해 뼈와 뼈가 만나는 부분인 관절에 있는 연골이 '닳아 파괴되는' 질환이다. 관절에는 뼈와 뼈를 이어주고, 충격을 줄여주기 위한 연골, 인대, 근육, 지방패드와 윤활유 역할을 하는 액체인 활액이 들어 있다. 연골은 뼈의 끝부위를 둘러싸고 있는 질기고 매끈하면서도 물렁한 뼈이다. 연골은 단단한 뼈끼리 직접 부딪쳐 부서지는 것을 막고 일상생활에서 가해지는 충격을 흡수하는 역할을 한다.

무릎관절과 엉덩이관절은 평생토록 수십 Kg의 몸무게를 지탱해야 한다. 달리기를 하면 평소 하중의 10배, 쭈그렸다 일어섰다 하면 5~7배를 견뎌야 한다. 단단한 뼈에 큰 하중이 실리고 있는데, 아무 보호막 없이 맞닿아 있다면 걸을 수가 없을 정도로 큰 충격이 발생하고 곧 부서질 것이 뻔하다.

연골은 힘이 가해지지 않을 때 주변의 활액을 흡수했다가 압력이 가해지면 액체가 빠져 나가면서 충격을 흡수하게 된다. 마치 스펀지가 액체를 머금고 있다가 힘을 주고 누르면 액체가 빠져 나오는 것과 같다. 한 무릎에서 다른 무릎으로 체중이 옮겨 가면 그 동안 체중이 실리지 않는 무릎의 연골이 활액을 흡수한다.(그림1 참조) 연골의 표면은 아주 매끈하고 윤활액체에 둘러싸여 있기 때문에 뼈와 뼈 사이의 마찰력을 최소화한다.

나이가 들면 관절의 연골이 점점 말라간다. 연골을 구성하는 프로테오글라이칸(70~80%) 성분은 연골에 탄력을 주고 압력을 견딜 수 있도록 한다. 프로테오글라이칸은 다시 글라이코스아미노글라이칸

(glycosaminoglycan)이라는 물질이 여러 개 연결된 사슬로 구성되어 있다. 프로테오글라이칸을 구성하는 글라이코스아미노글라이칸 사슬은 음전하를 띠고 있어서 서로 밀어낸다. 이 반발력은 연골내에 미세한 공간들을 만들어 부피를 키운다. 이에 따라 압력을 받았을 때 수축—복귀하는 탄성을 가지게 된다. 또다른 구성성분인 콜라젠

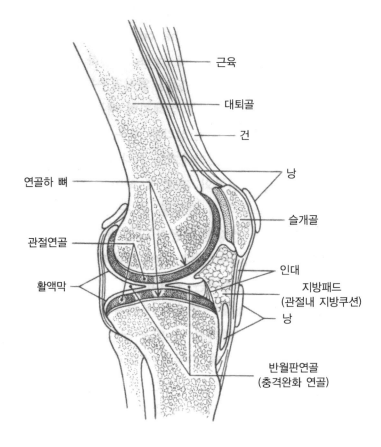

〈그림1〉 각 구성분을 보여주는 관절 도식도

(collagen, 10~15%)은 프로테오글라이칸과 매트릭스 구조를 만들어 연골조직의 형태를 유지한다. 이를테면 풀과 같은 역할이다. 나머지는 수분(70~80%)이다. 늙어가면서 연골에 프로테오글라이칸 성분이 점차로 부족해지고 콜라겐 조직도 약화된다. 그 결과 연골은 점점 얇아지고 충격 완충 역할을 할 수 없게 된다.

정상적인 관절에도 오래된 연골을 파괴하는 효소가 있어 연골이 조금씩 파괴된다. 그러나 건강한 관절에서는 새로 연골성분이 만들어지기 때문에 연골이 유지된다. 퇴행성관절염이 발병한 관절에서는 어찌 된 일인지 파괴는 빠르게 일어나지만 새 연골이 만들어지지 않기 때문에 연골이 점차 얇아진다. 외부의 충격에 연골은 상처를 입고 울퉁불퉁해지고 결국에는 완전히 찢어져 버린다. 보호막이 없어지면 뼈와 뼈가 맞닿기 더 쉬운 상태가 되기 때문에 통증이 생긴다. 연골이 닳아 없어지면 관절 부위의 뼈가 변형되고 통증은 심해지며, 결국에는 그 관절을 완전히 쓸 수 없게 된다.

퇴행성관절염의 원인은 여러 가지가 있다. 들으나마나한 소리겠으나 가장 주요한 원인은 노화(aging)다. 나이가 들면 연골의 프로테오글라이칸 함량이 줄어들고 콜라겐 조직에도 손상이 온다. 이 과정에서 유전, 영양공급, 체중 등이 중요한 영향을 미치는 것으로 알려져 있다. 격렬한 운동을 하는 직업 운동선수들도 관절염을 앓는 비율이 높다. 이는 반복적으로 강한 충격이 관절에 가해져 연골 손상을 일으키기 때문으로 보인다.

칼슘, 인 또는 다른 미네랄의 불균형으로 인한 대사(metabolism) 이상도 퇴행성관절염과 관계가 깊다. 관절의 해부학적 형태 이상이나 면역기능 이상 때문에 생기기도 한다.

호흡과 에너지 생산 과정 즉 대사과정(metabolism)에서 생기는 '독성 산소'가 원인이라는 설명도 유력한 이론 가운데 하나다. 몸속에서 산소 분자 O_2는 세포가 살아가는 데 필수다. 하지만 전자를 하나 더 가지거나 덜 가지게 되면 갑자기 주변 조직을 강력하게 산화시키는 독소로 돌변한다. 이런 활성이 강한 분자를 일반적으로 '활성기(free radical)'라고 부르는데 활성산소[4]가 대표적이다. 활성산소는 노화와 질병의 근본 원인으로 추정된다. 연골의 세포를 파괴하는 범인으로 지목받고 있기도 하다.

이밖에 바이러스나 박테리아 감염이 원인인 경우도 있다. 혈액순환 장애가 연골 손상에 영향을 미친다는 이론도 있다.

관절염이 다 류마티스는 아니다

퇴행성관절염은 관절염 가운데 가장 흔하다. 보통 관절염이라고 하면 대개는 퇴행성관절염을 가리킨다. 영어로는 osteoarthritis인데, 앞부분의 osteo-는 뼈(骨)를 뜻하는 접두어다. 따라서 퇴행성관절염은 '골관절염'이라는 이름으로도 불린다.

말이 난 김에 관절염 집안의 가계도를 한 번 살펴보자. 관절염 관련 질환은 통상 네 가지 그룹으로 나눌 수 있다. 우선 관절 부위에만 나

---

[4] 정상적인 산소 분자 O_2는 활성이 크지 않은 안정적인 상태이다. 활성산소는 정상적인 산소 분자보다 더 많은 전자를 가지고 있어서 매우 불안정한 상태가 된다. 남는 전자가 없어지고 다시 안정화되면서 주변 조직에 해로운 산화환원반응을 일으킨다.

타나는 국소적인 질환인지 아니면 전신적인 질환이냐에 따라 크게 두
가지로 구분된다. 국소질환은 다시 관절과 뼈에 직접 접촉하고 있는
건이나 활액낭 같은 연성조직(soft tissue)에만 염증이 생긴 건염
(tendinitis)이나 활액낭염(bursitis)과, 하나의 관절 전체 또는 여러 개 관
절에 이상이 있는 퇴행성관절염으로 나뉜다. 전신질환은 염증 유무에
따라 두 가지로 나뉜다. 통풍(gout), 건선성관절염(psoriatic arthritis), 강
직성척추염(ankylosing spondylitis) 같은 질환이 염증이 발생하는 부류
다.

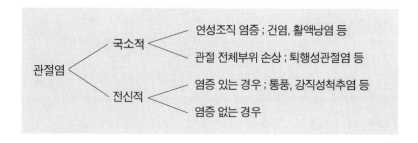

관절염에 잘 따라붙는 말이 '류마티스'다. 그냥 류마티스라고 부르
거나 류마티스관절염이라고 부르는 사람들도 있다. 두 질환 모두 관
절에 통증이 있다는 공통점 외에도 붙이는 파스나 소염진통제 광고에
서 둘이 항상 같이 언급되기 때문에 두 가지 용어를 혼동하는 경우가
적지 않다. 그러나 두 가지는 명백하게 다른 질환이다.

관절염 분류에 따르면 퇴행성관절염은 관절 부위에만 이상이 생긴
국소적인 질환이고 류마티스관절염은 염증을 동반하는 전신성 질환
이다. 퇴행성관절염은 연골이 '닳고 손상된' 질환이라면 류마티스관
절염은 신체의 면역기능이 비정상적으로 작동한 결과 발생한다. 퇴행

성관절염은 관절염이긴 해도 실제 염증반응이 강하게 일어나지는 않는다.

류마티스성관절염의 경우 신체의 면역세포가 연골을 마치 병원균 같이 외부에서 들어온 물질로 인식하여 파괴해 버린다. 따라서 연골이 닳지 않은 젊은이에게도 발생할 수 있다. 전신성 질환이기 때문에 인체의 좌우에서 동시에 나타나는 경향이 있다.

〈표1〉 퇴행성관절염과 류마티스성관절염 비교

	퇴행성관절염	류마티스성관절염
발병 시기	일반적으로 40세 이후	25세에서 50세 사이
진　행	몇 년 동안 점진적으로 진행	경고없이 갑자기 발병했다가 사라짐
발병 부위	보통 몸의 한쪽 관절에서 시작	처음부터 몸의 양쪽에서 동시에 나타남(양 손)
염증 유무	붉은 반점, 열, 염증 등의 증상은 드물게 나타남	붉은 반점, 열, 염증 등의 증상이 보편적
진행 부위	일차적으로 무릎, 손, 둔부, 발, 허리의 관절에 영향을 미치며 드물게는 손가락 관절, 손목, 팔꿈치 또는 어깨에도 발병	손가락 관절, 손목, 팔꿈치, 어깨는 물론 거의 대부분의 관절에 영향을 미치는 전신성 질환
초기 증세	전신적인 병의 자각증상이 거의 없음	체중 감소, 열, 피로 등 전신적인 자각증상

자료 : 제이슨 테오도사키스 · 브렌다 애덜리, 『관절염 치료법』, 집사재, 1997.

퇴행성관절염은 연골이 닳은 쪽에서 먼저 발생하고 나중에 다른 쪽에서도 나타난다. 류마티스성관절염은 염증반응이 활발하게 일어나기 때문에 발열, 부기, 발적(붉게 변함) 등 염증의 전형적인 현상이 일어난다. 또 전신 피로와 무기력 등의 전신 증상을 동반한다.

두 질환 모두 관절의 통증으로 시작되기 때문에 증상이 심하지 않은 환자들은 약국에서 파스나 소염진통제를 사서 그 순간을 넘기려고 한다. 그러나 원인이 다른 만큼 치료방법도 다르다. 따라서 전문의의 정확한 진단을 받는 일이 무엇보다 중요하다.

지금 시작하자

명의들이, 특히 난치병을 다루는 의사들이 항상 하는 말이 있다. "조기 발견이 가장 중요합니다." 퇴행성관절염에 있어서도 마찬가지다. 사람들은 퇴행성관절염은 나이 들면 어쩔 수 없이 찾아오는 병쯤으로 여긴다. 진통제로 버티다가 심해지면 결국 수술할 수밖에 없는 질환이라고 생각하는 듯하다.

퇴행성관절염은 연골이 '닳아서 손상되는' 질환이라고 했다. 만약 손상된 연골을 재생할 수 있거나 마모되는 속도를 느리게 하는 치료방법이 있다면, 하루라도 빨리 조치를 취하는 것이 당연하다. 그러나 늙으면 으레 걸리는 병이라고 생각하여 파스나 진통제로 순간만 모면하는 환자들이 허다하다. 자신의 병이 "류마티스다"고 말하지만 실제로 살펴보면 류마티스관절염이 아니라 퇴행성관절염으로 의심되는 경우도 많다. 제대로 진단을 받지 않으니 제대로 치료받지도 못한다.

필자는 약국에 근무하면서 그런 '임시변통'만 하는 어르신들을 수도 없이 만났다. 병원에 올 때마다 몇 주 분의 소염진통제를 받아가서는 통증이 생기면 약을 복용하고 약이 떨어지면 병원을 찾는 일을 반복한다. 적극적인 치료를 포기한 분들도 많다. 병원에 가봐야 진통제밖에 안 준다는 거다. 외출을 자주하지 못하는 어르신들은 한 번에 여남은 개씩 파스를 구입한다. 외출도 하시고 효능이 입증된 건강기능식품도 드시라고 권해 보지만 돌아오는 답은 결국 하나다.

"에그, 늙으면 다 그런 거지. 좋아지지도 않을걸 뭐 하러 돈을 써."

아니다. 퇴행성관절염은 좋아질 수 있다. 임상적으로 퇴행성관절염 치료의 목표는 통증을 줄이고 관절 파괴 및 변형을 예방하여 정상적인 관절기능을 유지하도록 하는 데 있다. 환자들이 관리하기에 따라 얼마든지 달성할 수 있는 목표다. 증세가 시작되었을 때 잘 관리하면 완전히 회복되거나 통증을 줄이고 진행을 지연시킬 수 있다. 생활습관을 바꾸고 체중만 줄여도 증세가 좋아지기도 한다. 이후에 자세히 다루겠지만 약물 복용을 거의 하지 않고 건강기능성식품만으로도 호전되는 환자들도 상당히 많다. 글루코사민이 국내외에서 관심을 모으고 있는 데는 다 이유가 있다.

수술은 최후의 방편이다. 어떤 이들은 수술해서 인공관절로 바꾸면 문제가 해결되니 관절염을 걱정할 일이 무엇이냐고도 한다. 현재로써는 인공관절이 아무리 좋다고 해도 부작용과 합병증의 문제가 있다. 또 인공관절의 수명은 보통 15년 정도이고, 신소재의 경우에도 25년이다. 평균수명이 80세에 육박하는 현실을 고려하면 60세 전에 수술을 하는 것도 부담스러울 수밖에 없다.

조기치료를 잘 하면 관절염이 역설적으로 건강을 지키는 좋은 기회가 되기도 한다. 퇴행성관절염의 진행을 막기 위해 운동, 식이, 사회활동에 신경을 쓰다보면 관절염을 앓기 전보다 더 건강해질 수 있다. 당신에게, 부모님에게 맞는 '나만의 관절염 이기기 액션플랜' 을 짜보자. 지금 시작하자.

제2장

진통제, 수술 "맘에 안 들어도……"

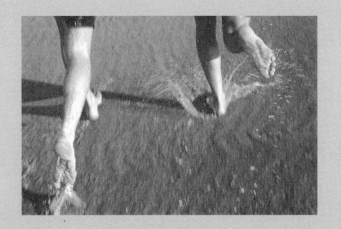

무릎은 안 낫고 속만 버린 사정

"아가씨, 약 잘못 준 거 아니야?"

퇴행성관절염 약을 받은 어르신이 의심스러운 눈초리로 필자를 쳐다보았다. 그럴 리가 있나 싶지만 꺼내서 확인해 보니 분명히 맞다.

"어머님, 평소 드시던 그대로인데요"

"아냐, 내가 전에 요 옆에 ㅇㅇ약국에서 먹을 때까지만 해도 아무 문제가 없었는데……. 이 약국 약을 먹으면서부터 속이 조금씩 아프더니 약을 한 며칠 먹으면 가슴이 타는 것 같을 때도 있어서 약 먹기가 겁나는구만. 웬만큼 아프지 않고서는 안 먹어."

정말 억울하다. 필자는 그 어르신이 드시던 약을 그대로 드렸는데도, 마치 값싼 약으로 바꾼 악덕 약장사 의심을 받은 셈이다.

어르신이 약을 복용하고 속이 아픈 이유는 관절염치료제로 쓰이는 비스테로이드성 소염제(NSAIDs, Non-Steroidal Anti-Inflammatory Drugs)[5]

의 부작용 때문이다. 이 약물들은 염증을 가라앉히면서 동시에 통증을 없애는 역할을 하기 때문에 비스테로이드성 소염제 또는 비스테로이드성 진통제라고 불린다. 약국에서 구입할 수 있는 소염진통제는 거의 대부분이 이 범주에 속한다. 비스테로이드성 소염제의 종류는 아스피린, 이부프로펜(ibuprofen), 인도메타신(indomethacin), 나프록센(naproxen) 성분이 이에 해당한다. 상품명으로는 수천 종에 이른다.

염증이 생기면 부어오름, 발열, 발적(붉게 변함), 통증을 동반한다. 몸에서 염증반응을 일으키는 것은 프로스타글란딘(prostaglandin)이라는 물질이다. 따라서 프로스타글란딘 합성을 차단하면 염증과 통증이 줄어들게 된다. 비스테로이드성 소염제는 프로스타글란딘을 합성하는 사이클로옥시제네이즈(cyclooxygenase), 줄여서 콕스(COX)라고 부르는 효소를 억제하기 때문에 프로스타글란딘이 생성되는 것을 차단한다. COX는 COX-1과 COX-2 두 가지 종류가 있으며 염증반응을 일으키는 프로스타글란딘을 만드는 효소는 COX-2이다. 반면에 COX-1은 혈소판 형성에 중요한 역할을 한다. 문제는 비스테로이드성 소염제가 COX-2뿐 아니라 COX-1까지 저해한다는 점이다. 혈소판 감소에 민감하게 반응하는 부위가 소화기관으로, 위궤양이나 위출혈을 일으킨다. 특히 노인들의 경우에는 위점막 손상이 더 쉽게 일어나기 때문에 비스테로이드성 소염제를 장기간 사용하면 위장장애를 일으키게 될 가능성이 젊은 사람들에 비해 훨씬 높다.

일부 소염진통제는 특수코팅을 해서 위에서 안 녹고 장에서 녹기

---

5) 의사, 약사 등 관련 전문가들은 간단히 '엔세이즈'라고 부른다.

때문에 위장장애가 덜 하다는 광고를 한다. 그 핑계로 가격도 같은 성분의 다른 제품보다 훨씬 비싸다. 사실 코팅은 큰 도움이 안 된다. 위에서 안 녹고 장에서 녹더라도 혈액중의 COX−1을 억제하기는 마찬가지이기 때문에 '위에서 안 녹고 장에서 녹는 코팅'을 하더라도 별 차이가 없다. 소염진통제가 위장장애를 일으키는 것은 약물 그 자체가 위출혈을 일으키는 것이 아니라 COX−1을 저해해서 일어나는 반응이기 때문이다. 복지부에서도 그 사실을 아는지 모르는지 '위에서 안 녹는 코팅'을 했다는 약물에 약값을 더 비싸게 책정해 준다.

비스테로이드성 소염제의 부작용은 소화기관에만 국한되지 않는다. 신장장애, 청각이상도 발생한다. 혈소판 합성을 억제하기 때문에 출혈이 더 잘 생긴다. 따라서 혈액응고를 억제하는 다른 약물, 예를 들어 와파린(Warfarin, 상품명; 쿠마딘) 성분의 약물을 복용할 때에는 더 주의를 기울여야 한다.

처음 약물치료를 시작하는 퇴행성관절염 환자들은 아세트아미노펜(acetaminophen, 상품명 타이레놀)을 많이 처방받는다. 아세트아미노펜은 해열진통 효과가 있지만 항염증 작용은 거의 없다. 이는 아세트아미노펜이 중추신경계에서 프로스타글란딘 합성을 차단하지만 팔, 다리, 장기 등 각 말단 부위에 대한 작용이 약하기 때문이다. 퇴행성관절염은 염증이 활발하지 않기 때문에 아세트아미노펜은 퇴행성관절염 초기에 처방하기에 적당하다. 무엇보다 아세트아미노펜은 위장장애를 유발하지 않는다. 따라서 장기간 진통제를 복용해야 하는 퇴행성관절염 환자에게 많이 처방된다.

타이레놀이라고 부작용이 없는 것은 아니다. 보기에 따라서는 타이레놀이 더 문제가 될 수도 있다. 타이레놀은 간독성이 매우 크다. 권장용량의 몇 배만 먹어도 사망에 이르게 할 정도로 치사량이 낮다. 치사량은 의약품의 위험한 정도를 나타낸다. 어떤 약물을 투여했을 때 죽음에 이르게 할 정도의 양을 치사량이라고 한다. 따라서 약물의 치사량이 '낮다' (또는 적다)는 것은 조금만 먹어도 치명적이라는 뜻인데 비해, 치사량이 '높다' (또는 많다)는 것은 많이 먹어야 생명을 위협한다는 말이다. 예를 들어 권장용량이 100mg인 두 약물 A와 B가 있다고 하자. A와 B의 치사량이 각각 1,000mg과 2,000mg이라면 A를 1,000mg 먹으면 죽을 수도 있지만 B의 경우 2,000mg까지는 목숨이 위태롭지는 않다. 과용했다 하더라고 치사량이 높은 B가 상대적으로 더 안전하다. 타이레놀은 권장용량보다 아주 조금만 더 많이 먹어도 치명적이라는 뜻이다.

타이레놀은 과음을 했다거나 간독성이 심한 약물을 복용하고 있을 경우라면 더욱 피해야 할 약물이다. 신장에 대한 독성도 만만히 넘길 문제가 아니다. 고령자들에게 신부전이 많다는 사실을 감안할 때 더욱 그렇다. 미국에서만 매년 약 5,000명이 아세트아미노펜 과다 복용으로 인한 신장질환에 시달리는 것으로 나타났다.[6]

소염진통제 사용을 피해야 하는 이유는 부작용만이 아니다. 물론 통증이 심하면 어쩔 수 없이 진통제를 복용할 수밖에 없다. 그러나 소염진통제에 의존해서 장기복용해서는 안 된다. 비스테로이드성 소염제나 다른 진통제는 연골을 새로 생성할 수 없을 뿐 아니라 오래 복용

---

6) Garnett, L.R., 「Strong Medicine」, Harvard Health Letter, 1995.4.

하면 오히려 연골조직의 파괴를 촉진하는 것 같다는 보고들이 있다.

관절염이 상당히 진행되면 아세트아미노펜을 복용해도 뻣뻣함과 통증이 사라지지 않는다. 이때는 비스테로이드성 소염제를 처방하게 된다. 비스테로이드성 소염제의 부작용 문제는 관절염 관리를 어렵게 만드는 주요한 이유다. 퇴행성관절염은 노인에게 많이 발생한다. 그러나 노인들은 비스테로이드성 소염제로 인한 부작용이 흔하다. 비스테로이드성 소염제로 치료를 계속할 수 없을 정도로 위장장애가 심해지면 다른 약물로 바꿀 수밖에 없다.

제2의 PPA가 될 뻔한 관절염치료제

1998년 마지막 날 비스테로이드성 소염제의 부작용으로 고생하던 관절염 환자들에게 희소식이 들려왔다. 위장장애가 없는 관절염 치료제 쎄레브렉스(Celebrex®, 성분명; 셀레콕시브 celecoxib)가 미국 식품의약품안전국(FDA)의 판매 승인을 받았다는 발표였다. 그 동안 위장장애로 인해 고생하던 노인들에게는 바라던 소식이 아닐 수 없었다.

쎄레브렉스가 판매 승인을 받은 지 5개월 남짓 지난 후 역시 위장장애를 일으키지 않는 관절염 치료제가 FDA의 승인을 받았다. 머크(Merck)사의 바이옥스(Vioxx®, 성분명 로페콕시브 rofecoxib)가 그것이다. 쎄레브렉스를 판매하고 있던 화이자(pfizer)는 2001년 11월 또다른 관절염 신약 벡스트라(Bextra®, 성분명 발데콕시브 valdecoxib)에 대해서도 판매승인을 받았다. 세 약품 모두 성분명이 '—콕시브'로 끝나는 데서도 알 수 있듯이 서로 작용 방식도 같고 효능도 동일하다.

쎄레브렉스와 바이옥스 그리고 벡스트라가 위장관 부작용이 상대적으로 적은 이유는 이 성분들이 COX-2에만 작용하기 때문이다. '-콕시브' 성분의 약물은 출혈을 조절하는 COX-1은 차단하지 않고 프로스타글란딘 생성에 관여하는 COX-2만 차단하기 때문에 위장장애가 없는 것으로 알려졌다.

관절염 신약들은 기존 소염진통제에 비해 몇 배나 비쌌지만 날개 돋친 듯 팔려나갔다. 쎄레브렉스는 판매회사 화이자에게도 엄청난 수익을 안겼다. 2000년 전 세계 매출액이 21억5,000만 달러(한화 약 2조 1,500억 원)로 매출액 순위 6위에 올랐다.

쎄레브렉스의 인기는 한국에서도 마찬가지였다. 국내 판매 초기에 보건복지부에서는 쎄레브렉스의 건강보험 적용기준을 까다롭게 정했다. 건강보험을 적용받을 수 있는 환자는 궤양, 출혈, 천공(위점막에 구멍이 생긴 것)의 치료를 받은 기록이 있는 경우 등으로 제한됐다. 건강보험 적용에 제한이 없으면 모든 환자가 신약을 쓰려고 할 것이므로 보험재정이 감당할 수 없다는 이유에서였다. 정부의 제한에도 불구하고 쎄레브렉스와 바이옥스 처방은 점점 늘어나고, 보험적용 제한에 대한 불만도 높아졌다. 결국 2003년 복지부는 의료계와 환자들의 요구에 따라 65세 이상 퇴행성관절염 환자에게는 보험이 적용되도록 규정을 변경했다. 약을 오래 먹는 노인들, 정확하게는 그런 환자들을 진료하는 의사들은 쎄레브렉스와 바이옥스를 점점 더 많이 사용했다.

'위장장애 없는 관절염 약'을 마음 놓고 장기 복용하던 노인들은 2004년 9월 30일 깜짝 놀라 뉴스에 귀를 기울였다. 머크사의 바이옥스가 심장발작과 뇌졸중 등 심각한 심혈관계 부작용 위험을 높인다는 시험결과가 나왔다는 내용이었다. 판매사 머크는 이러한 사실을 확인하자, 임상시험을 중단하고 바이옥스를 시장에서 자진 철수하기 시작했다. FDA는 머크사의 자발적 인수를 인정한다고 밝혔다.[7] 이날 언론에서는 매 뉴스 시간마다 바이옥스 보도가 이어졌다. 이 뉴스가 전해지자 병원과 약국에는 관절염 약을 복용하는 환자들로부터 확인 전화가 빗발쳤다. 전혀 상관없는 비스테로이드성 소염제를 복용하는 환자들도 "혹시 내가 먹는 약이 그 약 아니냐"며 너도나도 확인하기에 바빴다.

당시 언론과 소비자들이 이 뉴스에 그렇게 민감하게 반응한 데는 다 이유가 있었다. 불과 2개월 전 'PPA 감기약' 사건이 터진 이래 아직 그 파문이 가라앉지 않은 상황이었기 때문이다.[8] 감기약을 먹고 뇌졸중에 걸렸다는 사람들의 얘기를 들은 터라 몇 달이나 관절염 약을 먹은 노인들이 불안할 수밖에. 언론에서도 연일 "제2의 PPA 파동이 우려된다"고 덧붙이기를 잊지 않았다. 바이옥스를 복용하던 노인들은 종합건강검진을 받는 일도 많았다고 한다.

미국에서는 바이옥스를 복용하고 난 후 부작용 피해를 입었다며 머크사를 상대로 소송을 제기한 사람이 지금까지 약 6,000명이 넘는다.

....

7) New York Times, 「A Widely Used Arthritis Drug Is Withdrawn」, 2004.10.1.
8) PPA 감기약 파동은 식품의약품안전청이 페닐프로판올아민(phenylpropanolamine)이라는 성분이 뇌졸중을 일으킬 가능성을 배제할 수 없어 판매중지를 결정하면서부터 시작되었다. PPA 파동이 확대되는 가운데, 식약청 발표에 앞서 기존에 고혈압 등 심혈관계 질환이 없던 성인이 PPA 감기약을 먹은 직후 뇌졸중으로 반신마비가 된 사례가 있었다는 보도 이후 논란이 더욱 증폭되었다. 사족을 붙이자면 당시 그 기사는 필자의 단독 보도였다. 내일신문, 「79세 노인 감기약 먹고 뇌졸중」, 2004.8.3.

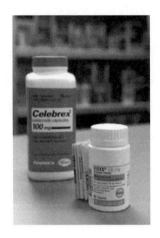

〈그림2〉 쎄레브렉스와 바이옥스

한때 '위장관 부작용이 없는 관절염 약'으로 알려져 전 세계적으로 막대한 판매고를 기록한 '쎄레브렉스'(왼쪽)와 '바이옥스' 제품 사진. 바이옥스는 심혈관계 부작용 가능성으로 인해 시장에서 전량 회수, 더 이상 판매되지 않는다. 쎄레브렉스는 계속 판매중이기는 하지만, 기존의 비스테로이드성 소염제와 마찬가지로 위장관 부작용이 있는 것으로 결국 드러났다.

2005년 12월 월스트리트저널은 10만 명이 넘는 사람이 소송을 제기할 것으로 내다봤다. 또 머크가 지불해야 할 합의비용은 총 500억 달러 (한화 약 50조 원)에 육박할 것으로 전망된다.[9]

다른 '신세대' 관절염 약 벡스트라와 쎄레브렉스는 안전한 것일까. 바이옥스 철수 발표를 한 지 두 달도 채 지나지 않은 2004년 12월 벡스트라에도 유사한 위험이 있다는 시험결과가 나왔다.[10] 며칠 후 쎄레브렉스에도 심혈관계 질환 가능성을 높인다는 사실이 확인되었

9) New York Times, 「A Mitrial Is Declared in 3rd Suit Over Vioxx」, 2005.12.13.
10) New York Times, 「Bextra Found to Pose Risks After Heart Bypass」, 2004.12.10.
11) New York Times, 「Drug Trials Find Big Health Risks in 2nd Painkiller」, 2004.12.18.

다.[11] 결국 벡스트라도 2005년 4월 시장에서 퇴출되었다.[12]

화이자는 '간이 크게도' 쎄레브렉스를 계속 판매하고 있다. 관절염 환자들이 복용하는 용량으로는 심혈관계 부작용을 유발하지 않으며, 고용량에서도 이전까지의 연구에서는 그러한 현상이 발견되지 않았기 때문이라고 한다. FDA는 약 포장에 심혈관계 부작용이 있다는 경고를 검은 상자 안에 표시('블랙박스 경고문'이라고 한다), 강조하도록 했다.

다행히 한국에서는 바이옥스를 복용하고 심장마비나 뇌졸중이 발생했다는 주장은 없었다. 하지만 아무도 모른다. 바이옥스에 대해서도 PPA 때와 마찬가지로 주의 깊게 살펴보았다면 의심 가는 사례를 발견할 수 있었을지.

더 황당하게도 위장장애가 없다는 장점을 내세운 쎄레브렉스가 기존 소염제와 별 다를 바가 없이 위장장애를 일으키는 것으로 나타났다. 임상시험에서 기존의 소염제에 비해 소화기 부작용이 덜 하다는 것을 실험적으로 입증하지 못했다. 이에 따라 FDA는 쎄레브렉스 포장의 블랙박스 경고문에 (구세대 소염제와 마찬가지로)중증 궤양 및 소화기계 출혈을 일으킬 수 있다는 내용을 추가하도록 했다.[13]

설명이 좀 긴 것 같으니 간단히 정리해 보겠다. 위장장애가 없다는 약이 나와서 비싼 약값을 지불해 가며 한참 먹었다, 그런데 심장발작 또는 뇌졸중을 일으킬 가능성이 있어서 일부는 시장에서 퇴출되었다, 알고 보니 비싼 신약도 예전 약과 마찬가지로 위장관 부작용이 있더

12) 데일리팜, 「화이자 관절염 약 '벡스트라' 美 시판 중단」, 2005.4.8.
13) 데일리팜, 「관절염 약 '쎄레브렉스'도 블랙박스 경고」, 2005.8.2.

라는 얘기다.

쎄레브렉스나 바이옥스와는 다르지만 COX−1보다 COX−2에 더 강력하게 작용하는 모빅(Mobic®, 성분명; 멜록시캄 meloxicam)이라는 관절염 약이 있다. 이름도 복용법도 '−콕시브' 성분의 약과는 차이가 있다. 아직까지 모빅은 심혈관계 질환의 위험을 높인다는 연구결과는 나오지 않았다. COX−2에 더 강력하게 작용하기 때문에 위장장애도 적다. 그러나 의료계와 제약업계는 이 약물에 대해서도 의심의 눈초리를 보내고 있다.

뼈 주사에 뼈 부서진다

의약분업이 되기 전 관절염이나 신경통에 용하다는 약국들이 많았다. 아침부터 약국은 문전성시를 이루고 차로 두세 시간 걸리는 타지역에서도 소문을 듣고 온 환자들도 있었다. '효험'의 비밀은 '스테로이드 제제'로 불리는 약물들이다. 스테로이드 제제는 강력한 진통 효과를 가지고 있어서 씻은 듯이 통증을 없애준다. 그러나 스테로이드 제제는 심한 통증이나 염증에 단기간 사용하는 것이 원칙이다. 남용하거나 장기 복용할 경우 심각한 부작용을 일으킨다.

스테로이드 제제를 오래 복용하면 근육이 약화되고 당뇨나 피부궤양을 일으킬 뿐 아니라 오히려 뼈를 약화시켜 골다공증을 부른다. 용하다는 약국의 관절염 약을 먹은 사람들은 얼굴이 달덩이처럼 붓는 현상이 생기곤 하는데, 바로 스테로이드 부작용 때문이다. 일부 약국에서는 스테로이드 부작용이 드러나지 않도록 이뇨제까지 같이 넣기도 했다. 이뇨제는 몸에서 수분을 빼내 소변으로 배출시키기 때문에 얼굴이나 손발이 붓지 않게 된다. 환자로서는 치료에 도움이 안 되는 약을 두 가지나 먹는 셈이다. 의약분업 후 의사의 처방전 없이는 스테로이드 제제를 구입할 수가 없다. 다행스러운 일이다.

지금도 스테로이드 제제 남용이 완전히 사라졌다고 보기는 어렵다. 장소가 약국에서 병원으로, 약 종류가 먹는 약에서 주사로 바뀌었다. 흔히 '뼈 주사'로 불리는 약이 바로 스테로이드 성분이다. 관절염이 심할 때 단기적으로 사용해야지 자주 사용하면 오히려 관절염이 악화된다. 위에서 설명한 먹는 스테로이드 제제와 같은 심각한 부작용을 일으킨다. 관절염 환자 가운데는 이 주사의 강력한 효과에 '맛을 들여' 병원에 올 때마다 놓아달라고 조르기까지 한다고 한다. 다음은 모 일간지 건강면에 실린 상담 사례다.

72세 된 노모를 모시고 있습니다. 만성적인 무릎통증으로 고생중인 모친은 최근 동네 노인들 사이에 관절통 치료를 잘 한다는 소문이 난 무면허 치료소에서 근육 및 관절에 주사를 여러 차례 맞았다고 합니다. 그런데 최근 이상하게 배가 나오고 얼굴이 동그래지면서 혈압이 올라가고 쉽게 멍이 들면서 기운이 없어하는 데 어떻게 해야 하나요.(정○○, 55, 남, 서울시 강북구)[14]

전형적인 스테로이드 부작용으로 보인다. 상담을 한 전문의는 스테

14) 한겨레, 「관절주사 맞은 뒤 혈압 오르고 기운없어」, 2004.3.30.

로이드로 인해서 부신이라는 기관의 기능에 이상이 생긴 것 같다며 부신기능 검사를 권했다. 부신기능이 떨어지면 수술이나 사소한 감염으로도 심각한 상태에 빠질 수 있다.

전문의들에 따르면 뼈 주사는 1회 5~7mg 정도로 1년에 약 3~4회 이하로 제한하는 것이 원칙이다. 그러나 한 관절염 전문병원이 관절염으로 이 병원을 찾은 환자 104명을 대상으로 조사한 결과 연간 뼈 주사를 5회 이상 투여받은 환자가 78%나 됐다고 한다. 심지어 10회 이상이 55%, 20회 이상이라고 답한 이도 21%에 달했다.[15] 뼈 주사 의존이 심각함을 알 수 있는 대목이다.

수술의 득실을 따져보다

퇴행성관절염 환자의 마지막 탈출구는 수술이다. 대표적인 수술이 인공관절 수술이다. 연골이 다 닳거나 파괴되면 뼈와 뼈가 직접 마찰하게 되고 통증이 극도로 심해지므로 새로운 관절로 아예 바꿔버리는 방법이다.

고령화가 진행되고 삶의 질을 추구하는 노인들이 늘어나면서 수술 수요도 빠르게 증가하고 있다. 1990년 초 국내에 도입된 무릎 인공관절 수술은 연평균 10%씩 증가해 지난 2004년의 경우 2만3,000여 건을 기록하고 있을 정도다.[16]

과거에는 수술을 하더라도 10~15년 후 인공관절의 수명이 다해 재

---

15) 국민일보, 「'뼈 주사' 지나치면 문제」, 2004.11.10.
16) 중앙일보, 「수명 10년 길어진 인공관절」, 2005.6.19.

수술을 해야 했다. 이 경우 수술이 더 까다롭고 시간이 많이 걸린다는 위험이 있다. 따라서 60세 이하의 환자들은 재수술의 부담을 안고 수술을 해야 했다. 최근에는 새로운 재질의 인공관절이 개발돼 상대적으로 젊은 환자들에게까지 수술이 확대될 것으로 보인다.

수술이 아무리 좋다고 해도 원래 관절과는 비교가 안 된다. 우선 뼈보다 훨씬 마모가 잘 된다.

약에 부작용이 있는 것과 마찬가지로 수술에도 각종 위험이 따른다. 환자의 심폐 기능에 이상이 있는 경우에는 특히 위험하다. 노인은 특히 심폐 기능이 떨어진 경우가 많아 더 문제가 된다. 혈전이 생길 가능성도 있다. 과체중이나 비만이라면 수술 중 심장과 폐에 더 부담이 커지므로 수술 전에 체중을 줄이라는 지시를 받을 수도 있다. 수술 중 감염이 되면 회복이 더 늦어질 수 있다. 합병증은 수술 직후뿐 아니라 몇 년이 지난 뒤 생길 수도 있다. 흔하지는 않지만 뼛속까지 균이 들어갔다면 인공관절을 제거해야 한다.

뼈에 고정시킨 인공관절이 느슨해지면 통증이 생긴다. 심하면 인공관절을 교체해야 한다. 마모된 인공관절 조각들이 주변 뼈를 녹이면서 인공관절이 헐거워지지도 한다. 이때도 관절을 교체해야 한다. 활동량이 많으면 이런 현상은 더 심하다.

제때에 관절 건강을 관리하지 못했다면 수술의 위험이나 단점에도 불구하고 다른 방도가 없다. 손을 쓸 수 없이 늦었다면 수술이 마지막 방법이다. 그때가 언제인가. 다음 상황 중에 한 가지라도 해당하면 의사와 수술에 대해 상담할 것을 권한다.

- 통증 때문에 잠을 잘 수 없을 때
- 지금까지 계속해 온 치료가 더 이상 듣지 않고, 여러 가지 다른 치료법을 써도 통증이 완화되지 않을 때
- 통증 때문에 친구 만나기, 장보기 등 일상생활을 할 수 없을 정도일 때
- 의자나 바닥에 앉았다가 일어나기 어렵고 계단을 오를 수 없을 때

통증이 너무 심하면 수술을 피할 수 없다. 하지만 수술을 받더라도 약 10%는 일상생활에 지장을 받는다. 재수술 가능성도 있다. 고령이라는 것 자체가 수술에 부담이다. 수술로 모든 문제가 해결된다면 쎄레브렉스 같은 비싼 약이 개발되거나 복용할 필요가 있겠는가. 증상이 심해지기 전에 관절건강을 관리하자.

의사들이 놀라기 시작했다

과거에 의사들은 비스테로이드성 소염제가 퇴행성관절염의 진행 속도를 느리게 할 수 있다고 생각했다. 계속되는 연구에서 사실은 그렇지 않다는 것이 드러났다. 소염제는 오히려 관절이 파괴되는 것을 촉진시키기도 한다. 그러나 통증을 없애기 위해서는 진통제를 쓸 수밖에 없었고 더 심해지면 수술 말고는 달리 방법이 없다는 식이었다.

약 30여 년 전 퇴행성관절염 환자들에게 새로운 선택이 있다는 소식이 유럽에서부터 들려왔다. 글루코사민과 콘드로이틴이 그 주인공

들이다.

　관절염에 글루코사민이 효과가 있다는 내용이 처음 알려지기 시작한 것은 1960년대 독일 의학자들에 의해서다. 독일 의사들은 주사제 형태의 글루코사민을 사용했다. 그런데 주사제는 일상적으로 쉽게 사용할 수가 없다. 이탈리아의 제약회사 로타(Rotta Research Laboratorium)가 글루코사민황산염 성분의 500mg 알약을 만들어 공급, 전 세계로 확산되는 계기를 만들었다. 이탈리아, 포르투갈, 필리핀, 일본 등 전 세계에서 글루코사민의 효과를 확인하기 위한 임상시험을 실시했다.

　'증거' 중심의 의학을 철저히 신봉하는 미국 의료계에서는 글루코사민이 별로 중요하게 취급되지 않았다. 글루코사민 또는 콘드로이틴의 효능에 대해 과학적으로 검증한 논문이 미국 내에서는 거의 발표되지 않았기 때문이다. 하지만 현대 의학이 퇴행성관절염 환자들에게 안전하면서도 효과적인 해결책을 제시하지 못하는 사이에 '글루코사민 효과 있더라'는 입소문은 점점 더 퍼져나갔다. 미국에서는 과학적인 임상시험이 거의 실시되지 않았지만 유럽에서는 계속해서 글루코사민과 콘드로이틴을 지지하는 논문들이 나왔다.

　미국의 의사들도 하나둘 글루코사민과 콘드로이틴을 보조요법으로 쓰기 시작했다. 효과를 확신하지 않는 의사들도 '환자가 글루코사민으로 도움이 된다고 믿으면 치료에 나쁠 것도 없다'는 식이었다. 식품이기 때문에 해로울 것은 없지 않겠느냐는 생각도 있었다. 1990년대에는 의사들 가운데 글루코사민이 어느 정도 도움이 된다는 인식이 확산됐다. 아예 '글루코사민 전도사'로 활동하는 의사들도 생겨났다.

　관절염에 대해 공신력 있는 정보를 제공하는 미국의 관절염재단

(Arthritis Foundation)에서도 글루코사민의 진통효과를 인정한다.[17]

 "몇몇 연구에서 글루코사민이나 콘드로이틴은 초기 또는 중증 퇴행성 관절염 환자에게 아스피린이나 이부프로펜 정도의 진통효과를 발휘할 수 있다고 보고되었다. 어떤 연구자들은 글루코사민이 연골 손상을 지연시킨다는 결과를 얻기도 했다(Past studies show that some people with mild to moderate osteoarthritis (OA) taking either glucosamine or chondroitin sulfate reported pain relief at a level similar to that of nonsteroidal anti-inflammatory drugs(NSAIDs) such as aspirin and ibuprofen. Some research indicates that the supplements might also slow cartilage damage in people with OA)."

---

17) 미국 관절염재단. www.arthritis.org/conditions/alttherapies/glucosamine.asp

제3장

약보다 낫네

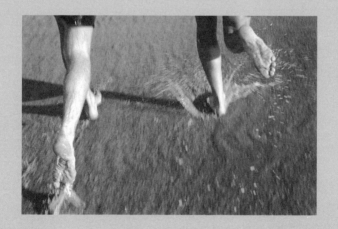

'웰빙 대박' 글루코사민

경제신문들은 매년 연말이면 히트상품을 발표한다. 선정에 잡음이 만만치 않지만 순위를 살펴보면 화제가 된 제품이 무엇인지, 적어도 어떤 상품이 적극적인 마케팅을 벌였는지 트렌드를 알 수 있다. 지난 해 건강기능식품(이하 건강식품) 시장은 완전 글루코사민 '판'이었다. 매일경제신문사가 발행하는 경제주간지 매경이코노미가 발표한 '2005년 10대 히트상품'에도 글루코사민이 이름을 올렸다. 한국경제, 머니투데이 등 전 경제지 히트상품 목록마다 글루코사민이 없는 곳이 없었다.[18)

최근 몇 년 사이 주요한 유통망으로 자리잡은 홈쇼핑에서도 글루코사민의 인기는 하늘을 찔렀다. 특히 '가정의 달' 5월이나 명절 같이

---

18) 조선일보, 「2005 건강식품 트렌드; 글루코사민 '대박' 클로렐라 인기는 쭉~」, 2005.12.27.

가족이나 주위 어르신들에게 선물을 구입하는 시즌에는 판매량이 더 많아진다. 지난해 5월에는 어버이날 '특수'에 힘입어 인기가 절정에 달했다고 한다. 당시 한 홈쇼핑업체의 경우 회당 평균 3,000세트를 팔아치워 한 달에 3만여 세트를 판매하는 기록을 낳기도 했다고 한다.[19] 국내 주요 온라인 쇼핑몰이나 홈쇼핑의 건강식품 판매 1위는 글루코사민이 거의 휩쓸다시피 했다.

몇 년 전까지만 하더라도 글루코사민은 외국에서 사다 줄 정도로 '럭셔리'한 건강식품이었다. 국내에서도 생산되기는 했으나 당시에는 웰빙이니 로하스니 하는 여유가 아직 없을 때였기 때문에 크게 눈길을 끌지 못했다.

글루코사민이 건강식품 시장의 총아로 떠오른 것은 2004년이다. 2004년 웰빙 바람과 함께 국내 글루코사민 시장은 300억~400억 원으로 커졌다. 2005년에는 5배 이상으로 확대 약 2,000억 원에 이르렀다.

업계에서 유례없는 성장세를 기록하면서 기업도 앞다퉈 글루코사민 생산·판매업에 뛰어들고 있다. 보도에 따르면 제약업체를 비롯해, 식품업체와 수입업체 등을 포함해 줄잡아 200여 개 기업에 달하며 관련 품목도 수천 종에 이를 것으로 추정된다.

중소업체들이 너도나도 글루코사민 시장에 뛰어들어 경쟁이 치열해지자 제품의 질 문제도 제기되고 있다. 가격 경쟁을 하다보니 저질 원료가 사용된 제품도 많으리란 추측이다. 부작용에도 불구하고 당분간 글루코사민의 인기는 줄어들지 않을 전망이다. 이미 '입소문'을

---

19) 뉴스메이커, 「글루코사민 신기록 행진 '앗 뜨거'」, 644호, 2005.10.7.

탔기 때문이다.

대개 외국에서 들여오기 시작한 건강식품이 '반짝' 인기를 끌다가 소리소문 없이 사라지는 것과 달리 글루코사민의 인기는 식을 줄 모른다. 이유는 글루코사민의 효능 때문이다. "글루코사민 덕 봤다"는 입소문은 그 무엇보다 강력한 마케팅 효과가 있다. 한국의 소비자들은 열성이 대단하다. 효과를 체험하면 인터넷 카페, 블로그, 커뮤니티

〈표2〉 2005년 쇼핑몰 판매 상위 건강기능식품[20]

순위	롯데쇼핑(판매액)	인터파크	CJ홈쇼핑	GS홈쇼핑
1	글루코사민 (22억 원)	글루코사민	CJ 팻다운	종근당 글루코사민
2	클로렐라 (13억 원)	다이어트	한삼인 홍삼활력액	대상 클로렐라
3	정관장 홍삼 (12억 원)	클로렐라	야와타 클로렐라	정관장 홍삼
4	CJ 팻다운 (4억 원)	홍삼	김소형 본 다이어트	일양 글루코사민
5	김소형 다이어트 (2억800만 원)	비타민	광동 녹용활력대보	아동종합영양제 꾸미바이트
6	콜라겐 (1억3,000만 원)	청매실	지리산 토종꿀	CJ 팻다운
7	석류즙 (8,000만 원)	가루녹차	CJ 클로렐라	JBB 감마리놀렌산
8	알로에 (5,000만 원)	석류	광동 키즈플러스 칼슘골드	한미 글루코사민
9	산삼배양근 (5,000만 원)	엑기스	CJ 디팻히비스커스	생생 글루코사민
10	생식 · 선식 (4,000만 원)	혈행개선제	일진 글루코사민	김소형 다이어트

자료 : 조선일보, 「2005 건강식품 트렌드; 글루코사민 '대박' 클로렐라 인기는 쭉~」, 2005.12.27.

에 경험담을 올린다. 불만이 있었다면 반응은 더 적극적이다. 소비자는 다른 소비자에게 영향을 미치고 싶어한다. 글루코사민 시장은 세계에서 가장 똑똑하고 능동적인 소비자에 힘입어 급성장하고 있다.

"퇴행성관절염 60% 완치"

입소문이 무섭다는 건 뭔가 있다는 얘기다. 하지만 효능이나 효과는 소문만으로 밀어붙일 수는 없는 것 아닌가. '카더라' 류의 소문만 무성한 다른 건강식품과 달리 글루코사민의 효과는 다양한 임상시험과 연구에서 입증되고 있다. 그 가운데서도 과학적으로 잘 설계된 임상시험 몇 가지를 소개해 보겠다.

① 이중맹검 임상시험[21]
40명의 퇴행성관절염 환자에게는 500mg 글루코사민황산염을 다른 40명에게는 겉모양만 같은 가짜약(placebo, '위약' 이라고도 부른다)을 30일 동안 복용하도록 했다. 누가 글루코사민이고 누가 가짜약을 받았는지는 연구자도 환자도 알지 못하는 '이중맹검(double-blind)' 시험을 실시했다.

....

20) 표를 자세히 보면 쇼핑몰마다 순위 집계 방식에 다소 차이가 있다는 점을 알 수 있다. 롯데쇼핑, 인터파크, CJ홈쇼핑은 글루코사민의 매출을 브랜드별로 나누지 않고 하나의 항목으로 계산했다. 그러나 GS쇼핑은 글루코사민 전체 매출액을 합친 것이 아니라 브랜드별로 분리했다. GS 홈쇼핑 순위에서는 10위 안에 글루코사민 제품이 4품목이나 들어 있다. 한편 롯데쇼핑을 제외하고는 매출액을 공개하지 않았다.

21) Dovanti, A., et al., 「Therapeutic Activity of Oral Glucosamine Sulfate in Osteoarthritis; A Placebo-controlled Double-blind Investigation」, Clinical Therapeutics 3(4), 1980.

- 증상이 좋아졌다는 응답의 비율은 글루코사민 그룹이 훨씬 더 높았다. 글루코사민 73% vs 가짜약 41%
- 완치된 비율이 글루코사민 그룹은 20%인데 비해 가짜약 그룹에서는 한 명도 없었다.
- "통증이 줄고 관절이 부드러워졌다"는 질문에 "그렇다"고 답한 비율은 글루코사민 25% vs 가짜약 0%. "움직임에 지장이 없다"는 질문에는 글루코사민 23% vs 가짜약 0%
- 글루코사민 그룹의 연골조직은 정상인의 조직과 비슷한데 비해 가짜약 그룹은 관절염 환자의 조직상태 그대로였다.

② 기존 소염제와 비교 임상시험[22]

40명의 무릎 퇴행성관절염 환자들을 두 집단으로 나누어 500mg의 글루코사민황산염 또는 400mg의 이부프로펜(비스테로이드성 소염제)을 하루 세 번, 8주 동안 복용하도록 하고 그 결과를 비교했다. 이부프로펜 그룹과 글루코사민 그룹 모두 통증을 줄이는 것으로 나타났다.
- 첫 2주 동안은 이부프로펜 그룹에서 더 강한 진통효과가 나타났다. 그러나 이후로는 효과가 점점 감소했다.
- 마지막 8주째에 두 성분의 진통효과를 비교한 결과, 글루코사민의 진통효과가 이부프로펜의 약 3배로 조사되었다. '가장 강한 통증'을 지수 3, '통증없음'을 지수 0으로 표시할 때, 8주째 통

22) Vaz, A.L., 「Double-blind Clinical Evaluation of the Relative Efficacy of Ibuprofen and Glucosamine Sulfate in the Management of Osteoarthrosis of the Knee in Out-patients」, Current Medical Research and Opinion 8(3), 1982.

중지수는 이부프로펜 그룹이 2.2인데 비해 글루코사민 그룹은 0.8로 조사되었다. 글루코사민은 효과가 더 늦게 나타나기는 했어도 진통효과는 오래 지속되었다.

− 글루코사민 복용자의 86%가 부작용이 없다고 답했다. 소염제에 비해 속쓰림, 위통, 구역, 더부룩함 등 소화기 부작용이 훨씬 적었다.

③ 대규모 임상시험[23]

포르투갈에서 전국 252명의 의사가 참여하고 1,200명의 환자를 대상으로 하는 대규모 임상시험이 실시되었다. 환자들에게는 500mg 글루코사민황산염을 하루 3회 복용하도록 했다.

− 치료효과가 "우수한 편"이라고 답한 환자는 59%, "괜찮은 편"이 36%로 95%가 긍정적인 반응을 보였다. "부족하다"는 답은 5%에 불과했다.

− 복용을 중지한 이후에도 6~12주 동안 효과가 지속되는 것으로 나타났다.

− 부작용은 기존 치료제에 비해 훨씬 덜 하다는 평가를 받았다.

④ 장기 임상시험[24]

이탈리아 한 대학병원 연구진들은 20명의 퇴행성관절염 환자들에

23) Crolle, G. and D'Este, E., 「Glucosamine Sulfate for the Management of Arthritis: A Controlled Clinical Investigation」, Current Medical Research and Opinion 7(2), 1980.
24) Giordano, N. et al., 「The Efficacy and Safety of Glucosamine Sulfate in the Treatment of Arthritis」, Clinical Therapeutics 147, 1990.

게 12개월 동안 500mg 글루코사민황산염을 하루 세 번 복용하도록 하고, 다른 20명과 결과를 대조했다.

- 글루코사민을 복용한 그룹은 활동할 때 통증이 줄어들고 관절의 유동성이 증가했다.
- 80%에 가까운 환자들이 효과를 보았다고 답했으며 호의적인 반응을 대조군과 비교했을 때 통계적으로 유의한 차이를 보였다.

한편 환자들이 먹은 글루코사민이 흡수되어 연골로 가는지 연구도 진행되었다. 글루코사민과 콘드로이틴이 연골의 구성성분이라고 하더라도 입으로 먹은 글루코사민이 실제로 엉덩이나 무릎까지 가는가는 별개의 문제다. 유럽에서의 연구에 따르면 글루코사민에 추적이 가능하도록 방사성 동위원소를 붙여서 투여한 결과 연골에서 글루코사민이 발견되었다. 또 글루코사민을 복용한 관절염 환자의 무릎의 생체 조직검사를 실시한 결과 손상된 연골이 개선되는 것을 확인하였다.[25]

유럽에서 글루코사민에 대한 높은 관심과 달리 미국 의료계는 큰 반응을 보이지 않았다. 그러나 글루코사민이 효과 있다는 연구결과가 잇따르자 미국 의료계 분위기도 달라지기 시작했다. 의사들도 글루코사민에 대한 인식 차이가 어느 정도 있지만 "아무 효과도 없는 식품일 뿐" 이라고 말하지 않는다.

급기야는 '글루코사민 전도사' 라 부를 만한 의사도 등장했다. 미국

25) Brody, J. E., New York Times, 「Personal Health」, 1997. 1. 15.

에 닥터 테오(Dr. Theo)라고 불리는 '관절염 명의'가 있다. 닥터 테오, 즉 제이슨 테오도사키스(Jason Theodosakis) 박사는 애리조나주립대학 의대 조교수로 재직중이다. 그는 글루코사민과 콘드로이틴 복용을 포함하는 '9단계 관절염 치료법'으로 퇴행성관절염 환자의 약 60%를 완치하는 데 성공했다고 한다. 그가 쓴 『관절염 치료법 Arthritis Cure』은 전 세계적인 베스트셀러에 올랐다. 국내에도 지난 1997년 번역되었다.

지금까지 발표된 연구 결과를 종합하면 글루코사민은 무릎 퇴행성 관절염 치료에 효과적이라고 할 만한 상당한 근거가 있다. 이게 전부가 아니다. 2005년 11월 미국 국립보건원은 4년여에 걸친 임상시험의 예비 결과를 학회에서 공개했다. 글루코사민과 콘드로이틴이 중간 또는 중증 퇴행성관절염에 효과가 있다는 내용이었다. 드디어 2006년 2월, 이 결과는 유명 의학저널에 게재되었다. 글루코사민/콘드로이틴의 관절염 치료효과가 보다 공식적으로 인정을 받은 셈이다. 이에 대해서는 뒤에서 상세히 다루겠다. 다른 부위 관절염에는 무릎만큼은 아니더라도 효과가 있는 것으로 판단된다.

류마티스성 관절염이나 만성 정맥류에 효과가 있다는 가설에 대해서는 아직 과학적 근거가 불충분하다. 미국 국립도서관 의학 데이터베이스에 수록된 글루코사민의 효능을 표로 정리했다. 다시 말해두지만 아래 표에 실린 분석 내용은 2005년에 종료된 임상시험 결과가 발표됨에 따라 조만간 변경될 예정이다. 중간~중증 관절염 환자에서 치료효과가 확인되었다는 내용으로.

〈표3〉 글루코사민 효능, 과학적으로 얼마나 입증되었나

효능의 종류	입증 정도
무릎 퇴행성관절염 임상시험에 따르면 글루코사민황산염은 무릎 부위의 초기 또는 중기 (mild/moderate) 퇴행성관절염을 치료하는 효과가 있다는 것을 입증할 만한 상당한 근거가 있다. 최근 종료된 미국 국립보건원 임상시험 결과가 공개됨에 따라 보다 확실한 근거를 확보했다.	A
퇴행성관절염 무릎을 제외한 다른 부위의 퇴행성관절염에 도움이 된다는 연구들이 있다. 구체적인 효능은 통증 경감, 관절 기능 향상 등이다. 입증자료는 무릎 관절염만큼 다양하지는 않으며 임상시험의 설계에 문제가 있는 경우가 있다. 아직 명백한 결론을 내리기는 이르다고 판단된다.	B
류마티스성 관절염 과거에는 글루코사민이 류마티스성 관절염 치료에 효과가 있다는 보고가 있었으나 연구를 거듭하면서 그렇지 않다는 결과들도 나오고 있다.	C
만성 정맥류 만성 정맥류는 다리가 부어오르고, 혈관이 비쳐 보이며, 통증과 가려움을 수반하는 질병이다. 글루코사민이 효과가 있다는 증거는 아직 충분하지 않다.	C
크론병 크론병에 N−아세틸글루코사민을 투여하면 증상이 호전된다는 보고가 있었으나 치료에 쓰기에는 아직 근거가 부족하다.	C
악관절증 악관절증에 글루코사민을 쓰는 것이 도움이 되는지 확실치 않다.	C

A: 강력한 과학적 증거가 있음
B: 양질의 과학적 증거가 있음
C: 과학적으로 불분명함
자료 : Medline Plus, 2006. 1.
　　　http://www.nlm.nih.gov/medlineplus/druginfo/natural/patient-glucosamine.html

애완동물용 글루코사민도 있다

권위있는 일간지 뉴욕타임즈의 건강 칼럼니스트 제인 E. 브로디 (Jane E. Brody)는 1996년에 글루코사민/콘드로이틴의 효과를 체험하고 그에 대한 글을 썼다. 독자들은 이후 몇 달 동안이나 브로디에게 무릎 상태가 어떤지, 진짜 효과가 있는지에 대한 질문을 보냈다. 브로디는 두 달 후 독자들의 궁금증에 답하는 칼럼을 실었다.

그는 "개인의 경험일 뿐이고 과학적으로 더 입증돼야 한다"고 신중론을 펼치면서도 "더 이상 절뚝거리지 않게 되었으며 테니스를 치고 아이스 스케이트를 탈 정도가 되었다"고 효과를 전했다.

브로디는 자신의 사례를 소개하면서 애완동물에게 써 본 경험을 털어놓았다. 그는 글루코사민을 복용하기 전에 자신이 키우던 11살짜리 스패니얼종 개에게 먼저 먹여보았다고 한다. 이 늙은 견공은 불쌍하게도 관절염으로 불구가 된 상태였다. 놀랍게도 글루코사민을 먹인 스패니얼은 다시 전처럼 주인에게 재롱을 떨며 돌아다니게 되었다. 브로디는 "글루코사민이 개한테 엄청나게 효과가 좋은 것을 보고는 나도 먹기로 결심했다"고 한다.

오랫동안 키운 개가 어느날 제대로 걷지 못하면 주인이 덩달아 우울해지는 법이다. 동물병원에 데리고 가면 "개도 사람처럼 관절염에 걸리는 데 선생님 개가 그 상태입니다"라는 말을 듣는다. 글루코사민은 관절염 걸린 개 주인들에게도 희소식이었다. 이제 애완견용 글루코사민도 제법 인기가 있다. 수입 건강식품을 판매하는 온라인 쇼핑몰에 가 보면 사람뿐 아니라 애완견용 글루코사민도 구입할 수 있다.

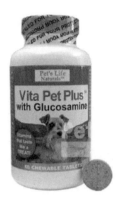

〈그림3〉 애완견용 글루코사민

애완동물용품 전문 쇼핑몰에서 판매되고 있는 애완견용 글루코사민 제품. 글루코사민 외에도 비타민이 들어 있다.

지난해 한 애완동물용품 전문 온라인쇼핑몰에서 10대 히트상품을 발표했는데 글루코사민 제품이 6위에 올랐다. 이 제품은 두 달 분이 2만원 정도로 만만치 않은 가격이다. 관절염에 걸린 애완견의 글루코사민염산염의 하루 권장량은 체중이 5Kg 이하일 때 200mg, 그보다 많이 나가면 400mg 정도다. 인체용(?) 글루코사민을 줘도 큰 문제는 없지만 캡슐 제품은 주기가 까다롭다.

제4장

미국 정부가 효능을 검증하다

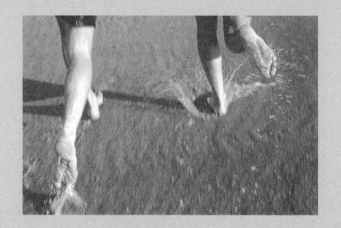

글루코사민 푸대접 이유는 '시장의 실패'

눈치 빠른 독자들이라면 여기서 이런 질문을 던질 법하다.

"그렇게 '강력한 과학적 증거'가 있다면 왜 의사들은 글루코사민을 권하지 않습니까? 왜 치료용으로 글루코사민을 쓰지 않는 건가요?"

그리고 평소에 건강관련 뉴스에 주의를 기울인 사람이라면 필자에게 따질지도 모르겠다.

"의사협회에서는 글루코사민이 효과 없다고 하던데요?"

글루코사민황산염의 무릎 관절염 치료효과에 대해 '강력한 증거가 있다'는 내용은 미국 국립도서관 의학 데이터베이스에서 수록돼 있다. 그런데 앞에서 글루코사민의 효과를 뒷받침하는 임상시험은 전부 유럽에서 이루어진 연구다. 미국에서는 2005년 이전에는 글루코사민의 효과를 확인하기 위한 과학적인 대규모 임상시험 결과가 발표된 바가 거의 없다.

역설적으로 미국은 세계 의약품과 의료기기의 표준을 마련하는 나라가 아니던가. FDA가 인정하면 세계가 인정했다고 봐도 무방하다. 각국에 수출할 때 다시 임상시험을 해야 하지만 어디까지나 절차일 뿐이다. 전 유럽에서 인기가 있어도 미국이 효과를 인정하지 않았다면 사람들은 의심의 눈초리를 던진다.[26] 미국은 철저하게 '증거 중심 (Evidence-based)' 의학을 표방한다. 미국에서 작성된 논문이 많지 않았다는 것은 효능이 있다는 증거가 많지 않은 것으로 해석될 소지가 있다. 한국의 의료계도 이런 해석을 했던 것 같다.

2005년 대한의학회와 대한의사협회가 공동으로 글루코사민을 포함한 각종 건강기능식품에 대한 조사를 벌인 결과 글루코사민의 관절염 치료 효과가 "의문시" 된다고 밝혔다. 최근 논문에서는 효과가 없다는 결과도 많았다는 것이 이유다. 한국의 의사들은 미국 의료계와 교류가 압도적으로 많고 최신 의료정보도 대개는 미국발 소식에서 얻는다. 미국에서 글루코사민에 대한 과학적인 임상시험이 시행되지 않았기 때문에 한국 의사들도 그런 논문을 볼 기회가 적었다는 데서 이유를 찾을 수 있다. 몇몇 임상시험에서는 글루코사민이 가짜약에 비해 별다른 효과를 발휘하지 못했기 때문이기도 하다. 온갖 임상시험

---

26) 예방접종 백신 방부제로 쓰이는 치메로살은 미국에서 유아에 자폐증을 높일 가능성을 배제할 수 없다며 소아용 백신에 사용이 금지되었다. 치메로살은 수은원소를 포함하지만 체내에 축적되지 않는 착체(complex) 형태다. 미국이 금지한 후에도 세계보건기구와 유럽에서는 해롭다는 증거가 없다며 치메로살 사용을 금지하지 않았다. 그러나 유럽뿐 아니라 한국에서도 안전성에 대한 소비자들의 우려가 계속되었다. 영국 정부는 2004년 백신에 이 방부제 사용을 금지했으며 한국에서도 단계적으로 금지하는 방안을 추진하고 있다.

이 활발한 미국에서 글루코사민 같은 인기제품에 대해서 과학적으로 잘 설계된 연구가 진행되지 않은 이유는 무엇일까. 답은 전통적 치료법 또는 대안적 치료법이 제대로 연구되지 않는 것과 동일한 맥락에서 찾을 수 있다.

미국 국립보건원이 직접 나섰다

답은 간단하다. 글루코사민은 제약회사에 돈이 되지 않는다. 정확히 말하면 임상시험을 해봤자 우후죽순으로 생겨난 판매사들도 다 덕을 볼 것이기 때문에 특정 기업이 나서서 대규모 연구를 할 필요를 느끼지 못한다. 글루코사민은 원래 인체에 있는 성분이며, 원료는 갑각류의 껍질이다. 이미 이탈리아 제약회사에서 건강식품으로 개발해 판매하고 있었다. 신약으로 승인을 받을 수가 없다는 말이다. 누구나 팔수 있는 '식품'이기 때문에 어느 기업도 막대한 비용이 드는 임상시험을 하지 않았다.

보통 세계적인 신약 하나를 개발하는 데는 약 9억 달러(한화 약 9,000억 원) 가량의 비용이 소요된다고 한다. 개발비용이 이렇게 높은 이유는 시행착오를 많이 거치기 때문인데, 특히 인체를 대상으로 하는 임상시험을 수행하는 데는 엄청난 자금과 인력이 필요하다. 글루코사민이 안전하고 유용한지, 그리고 어느 정도 용량에서 어떤 반응을 보이는지 알기 위해서는 잘 설계된 임상시험을 해야 한다. 그런데 한 기업이 자금을 쏟아부어 임상시험을 수행하더라도 독점 판매권을 가질 수없기 때문에 기업으로서는 할 이유가 없다. 세계 최고의 제약회사들

이 즐비한 미국이지만 글루코사민 임상시험이 거의 없었던 이유가 여기에 있다.[27]

유럽에서 그나마 연구가 실시된 이유는 글루코사민 제품을 처음 상품화한 이탈리아의 제약회사에서 임상시험을 지원했기 때문이었다. 의료계의 문화 차이도 크게 작용한 것으로 보인다. 유럽은 미국에 비해 기존의 서양 의학이 아니라 천연물 등 대안치료법에 관심이 높고 개방적인 편이다.

미국 의료계의 회의적인 분위기도 글루코사민의 인기를 꺾지 못했다. 입소문은 계속 퍼져나갔다. 의사들은 '지지'와 '회의'로 양분되었다. 의약품과 같은 정도의 효과가 입증되기를 바란다면 그에 버금가는 임상시험이 필요하다. 소비자 여론도 글루코사민 효과가 어느 정도인지 결정적인 판결이 나오기를 바라고 있었다. 궁금증이 커지는데도 아무도 자비를 들여 대규모 연구를 하려고 하지 않았다.

결국 1998년 미국 정부가 직접 나섰다. 국립보건원(NIH)은 글루코사민/콘드로이틴의 효과에 대한 임상3상시험(GAIT, Glucosamine/chon-droitin Arthritis Intervention Trial)을 실시하기로 결정했다. 임상시험은 보통 1상, 2상, 3상으로 전개되는데 각 단계의 목적이 다르다. 3상시험에서는 보통 1,000명 이상의 환자를 대상으로 효능, 안전성, 그리고 부작용을 확인한다.

2002년 연구진은 1차로 1,258명의 환자들을 5개 그룹으로 나누어 각각 ① 글루코사민 단독 ② 콘드로이틴 단독 ③ 글루코사민/콘드로

---

27) 제이슨 테오도사키스 · 브렌다 애덜리, 앞의 책.

0 _천하무적 글루코사민

이틴 ④ 쎄레브렉스 ⑤ 가짜약을 24주간 투여했다. 효과는 통증 완화 정도와 엑스선촬영으로 확인했다. 2차 시험은 1차 시험 대상자 중 절반에게 추가로 18개월 동안 약을 투여하고, 1차 시험 시작 후 1년과 2년이 경과한 시점에서 관절 엑스선 사진을 비교했다. 유타 주립대학 의과대학병원과 UCLA 의과대학병원 등 전국 16개 유명 병원의 류마티스센터가 연구에 참가했다.

2005년 11월 14일, 임상시험 결과 일부가 미국 류마티스학회 연례 학술대회 개막식 전체회의에서 처음 공개되었다.

"중간-중증환자 80%, 글루코사민/콘드로이틴 효과 있다"

임상시험 결과에 쏟아진 관심은 대단했다. 다이어트 식품과 함께 건강식품 시장의 왕좌에 올라 있던 글루코사민/콘드로이틴의 효과에 대해 가장 믿을 만한 결과가 나오는 자리였기 때문이다. 만약 글루코사민이 효과가 없는 것으로 드러난다면 그 동안 제품을 복용했던 환자들은 헛되이 돈을 낭비한 셈이 된다. 제품을 팔았던 의사나 기업들은 한순간에 환자를 농락한 사기꾼이요, 잘 봐주더라도 돌팔이나 얼치기가 될 수도 있는 순간이었다.

결과는 놀라웠다. 글루코사민/콘드로이틴은 중간~중증 퇴행성관절염 환자의 무릎 통증 완화에 효과가 있었을 뿐 아니라 그 효과는 세계적인 신약 쎄레브렉스보다 더 뛰어났다. 부작용도 거의 없어 안전했다. 이 임상시험은 그 동안 글루코사민의 효능을 둘러싼 논란에 쐐기를 박았다. 글루코사민은 "효과가 있다."

중간~중증 퇴행성관절염 환자 중에서 통증이 나아졌다고 답한 비율은 글루코사민/콘드로이틴 복용 그룹 79.2%, 쎄레브렉스 69.4%, 글루코사민 단독 65.7%, 콘드로이틴 단독 61.4%였다. 가짜약을 투여받은 그룹에서도 54.3%는 통증이 줄었다고 답했다.[28] 주목할 만한 점은 글루코사민이나 콘드로이틴 단독으로도 효과가 있지만 글루코사민과 콘드로이틴을 병용할 경우 효과가 더 잘 나타난다는 사실이다.[29]

〈표4〉 중증환자에 대한 각 성분의 효능

투여한 성분의 종류	통증 경감이 있다고 답한 비율
글루코사민/콘드로이틴 병용	79.2%
글루코사민	65.7%
콘드로이틴	61.4%
쎄레브렉스	69.4%
가짜약	54.3%

자료 : Arthritis Foundation, 「Arthritis Foundation Statement on the Glucosamine/chondroitin Arthritis Intervention Trial」, 2005.11.

분석 결과 경증 환자에게는 글루코사민이나 가짜약이나 별 차이가 없는 것으로 나타났는데, 전문가들은 경증 환자들의 경우 처음부터

------

28) 이러한 현상을 '가짜약 효과' 또는 '플라시보 효과(Placebo Effect)'라고 한다. 환자에게 겉모양만 같은 가짜약을 주더라도(환자가 약을 먹었다고 믿은 결과) 실제로 통증이 줄어들거나 기대하는 효과가 나타나는 것을 뜻한다. 따라서 어떤 약물 또는 건강식품의 유효성을 입증하려면 가짜약보다 더 높은 비율의 환자에서 효과가 나타나야 한다.

29) Arthritis Foundation, 「Arthritis Foundation Statement on the Glucosamine/chondroitin Arthritis Intervention Trial」, 2005.11.

심각한 증상이 없어 연구자들이 변화를 관찰하기 어려웠기 때문으로 추정한다. 증상이 어느 정도 심해야 통증 경감 효과를 확실히 알 수 있다는 뜻이다. 해석하기에 따라서 글루코사민은 경미한 관절염 환자에게는 별 효과가 없다고 평가절하할 근거도 된다.

한편 같은 학술대회에서 발표된 또다른 임상시험도 미국 국립보건원 임상시험 결과에 힘을 실어줬다. 318명의 무릎 퇴행성관절염 환자를 대상으로 글루코사민과 진통제 아세트아미노펜의 효과를 비교했다. 아세트아미노펜은 타이레놀이라는 이름으로 더 유명한 진통제로서, 위장장애가 상대적으로 적어 퇴행성관절염 환자에게 처음 처방되는 약물이다. 이 임상시험에서도 놀라운 결과가 나왔다. 글루코사민이 타이레놀이나 가짜약보다 훨씬 더 통증 감소 효과가 좋은 것으로 나타났다.[30]

연구 결과를 공식적인 보도자료로 발표해 달라는 언론의 요구가 국립보건원에 빗발쳤다. 그러나 국립보건원은 "다른 전문가들의 검토를 거쳐 의학저널에 발표할 때까지 결과에 대해 공식적인 언급을 하지 않겠다"며 "국립보건원은 의학저널의 엠바고를 지키기로 했다"는 성명서를 발표했다. 논문이 나오면 그때 언론에 공식발표하겠다는 뜻이다.

30) Arthritis Foundation, 같은 문서.

최고 의학저널 NEJM도 인정

드디어 2006년 2월 23일자(미국 현지 시각) 의학저널 〈뉴잉글랜드 저널 어브 메디신 New England Journal of Medicine〉에 "글루코사민/콘드로이틴이 중간~중증 관절염에 효과가 있다"는 내용의 논문이 실렸다.[31] 이와 동시에 미국 국립보건원은 임상시험 결과와 논문이 게재되었다는 내용을 담은 보도자료로 공식 발표했다.[32] 논문의 제목은 「무릎 관절염 통증에 대한 글루코사민, 콘드로이틴 그리고 병용요법 Glucosamine, Chondroitin Sulfate and the Two in Combination for Painful Knee Osteoarthritis」.

뉴잉글랜드 저널 어브 메디신, 즉 NEJM은 미국에서 발행되는 임상의학(실제 치료에 관한 의학) 전문 잡지로서 세계 최고의 권위를 자랑한다. 황우석 파문으로 이제 한국인 가운데 과학저널 사이언스를 모르는 사람이 없다. 네이처와 사이언스가 종합 과학저널로서 최고라면 NEJM은 임상의학에서 첫손 꼽히는 잡지다. 임상의학 분야의 사이언스라고 하기에 손색이 없다. 국립보건원이 연구를 수행하고 NEJM이 논문을 실었다는 것은 명백한 증거가 있어야 인정해 주는 미국 의료계도 글루코사민의 효능을 받아들였다는 뜻이다.

국립보건원은 이번 발표에서 2005년 11월 학회 때보다는 다소 보수

---

31) Clegg D., et al., 「Glucosamine, Chondroitin Sulfate and the Two in Combination for Painful Knee Osteoarthritis」, New England Journal of Medicine, 2006;354. http://content.nejm.org/cgi/content/full/354/8/795?ijkey=CWQQcspVDtdCs&keytype=ref&siteid=nejm

32) http://nccam.nih.gov/news/2006/022206.htm

적인 입장을 취했다. 글루코사민/콘드로이틴의 효과가 통증의 정도에 따라 다르게 관찰된다고 밝힌 것이다. 중간~중증 환자들만 대상으로 한 시험에서는 효과가 탁월했으나 통증이 가벼운 환자들에서는 가짜약을 준 집단과 반응면에서 큰 차이가 없는 것으로 나타났기 때문이다. 통증이 별로 없는 환자는 글루코사민을 복용했더라도 그 효능을 확실히 인식하지 못했기 때문으로 풀이된다. 그 결과 전체적으로 보았을 때 글루코사민/콘드로이틴이 크게 효과가 없는 것처럼 보이는 결과를 초래했다고 연구진은 설명했다. 이번 대규모 임상에서 가벼운 증상의 환자가 무려 70%를 차지했다고 한다.

결과를 정리해 보겠다. GAIT 결과 공개 이전에도 글루코사민/콘드로이틴의 효과를 지지하는 연구들이 많았으며, 증상이 심하지 않은 경우에 치료에 도움을 준다는 사실은 까다로운 미국 국립보건원도 인정하고 있었다. 국립보건원의 대규모 임상시험 결과가 발표됨에 따라 글루코사민이 무릎 퇴행성관절염, 그것도 증상이 심한 퇴행성관절염에도 통증 감소 효과가 있다는 데 대해서는 공신력 있는 증거를 확보했다. 부작용이 거의 없다는 사실도 확인됐다. 다만 경미한 환자들의 경우 글루코사민의 효과가 명백하지 않았다.

기존의 처방약보다 더 많은 환자들에게 효과를 발휘한다는 믿을 만한 연구결과도 속속 나오고 있다. 값비싼 신약인 쎄레브렉스나 관절염의 1차 처방 약물인 타이레놀보다 우수하다는 결과들이 그 예다.

글루코사민/콘드로이틴 임상시험은 앞으로도 계속될 예정이다. 지금까지는 통증의 완화에 초점이 맞춰졌다면 앞으로는 실제로 연골이 닳지 않도록 하는 효과가 있는지, 그 결과 뼈와 뼈 사이가 좁아지는 것을 막을 수 있는지를 관찰한다.

미국 정부는 이 연구에 지금까지 무려 1,250만 달러(한화 125억 원)를 지원했다. 앞으로도 지원이 계속된다. 상업적인 이득이 없는 일에 투자하기에는 만만치 않은 비용이다. 미국 국립보건원은 이번 임상시험이 대안치료법에 대한 과학적인 연구의 대표적인 사례라고 평가했다. 부럽기 그지없다. 미국이 세계 의학을 선도하는 데는 다 이유가 있다.

제5장

글루코사민의 단짝 콘드로이틴

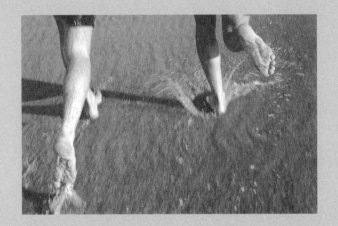

"혼자보단 둘이 좋아"

'글루코사민 100%' 제품이 한때 인기를 끌었다. 홈쇼핑에서는 '글루코사민 100%'를 강조하는 광고가 한창이었다. 요사이는 "글루코사민 100%가 아닙니다"를 내세우는 분위기다. 복합성분 제품이 시장의 대세다. 히트상품도 죄다 복합제품이다. 글루코사민 단독보다는 관절에 좋은 다른 성분이 함께 들어 있는 복합(성분)제품이 관절 건강에 더 좋다는 내용이 꽤 알려졌기 때문인 듯하다. 글루코사민 복합제품에 들어가는 복합성분들 가운데 가장 중요한 원료는 콘드로이틴이다.

글루코사민 복합제품에 항상 들어가는 원료 가운데 상어연골이 있다. 상어연골을 쓰는 이유는 그 속에 들어 있는 콘드로이틴 성분 때문이다. 1980년대 이후 콘드로이틴 역시 관절염 환자에게 여러 가지 도움을 준다는 것이 연구를 통해 입증되었다. 임상시험에 따르면 콘드로이틴은 관절염의 증상 완화와 기능회복에 도움을 주며 그 결과 진통제 등의 약물을 덜 복용하게 하는 효과가 있다고 한다.[33] 세계보건기구(WHO)에서는 콘드로이틴을 SYSADOA라고 분류하기도 하는데 '관절염에 서서히 작용하는 증상완화 약물(Symptomatic Slow Acting Drug in Osteoarthritis)' 이라는 문장의 영어 단어 머리 부분을 따서 결합한 용어다.

글루코사민만큼은 아니지만 콘드로이틴에 대한 임상시험도 적지 않다. 이탈리아에서 40명의 퇴행성관절염 환자에게 매일 콘드로이틴황산염 600mg~1200mg을 40일 동안 투여한 결과 소염진통제 이부프로펜과 동일한 진통효과를 얻었다. 또다른 시험에서 200명의 환자에게 매일 1200mg의 콘드로이틴황산염을 6개월 동안 복용하도록 했다. 콘드로이틴황산염은 통증을 크게 호전시키고 관절기능을 향상시키는 것으로 나타났다.[34]

글루코사민과 마찬가지로 콘드로이틴도 연골을 구성하는 성분이다. 연골뿐 아니라 각막, 피부, 혈관벽의 구성 요소다. 앞에서 프로테오글라이칸이 연골의 구성 요소이며 프로테오글라이칸은 글라이코스아미노글라이칸 사슬로 만들어져 있다고 했다. 글라이코스아미노글라이칸은 바로 콘드로이틴황산염 이당체(chondroitin sulfate disaccharides, 당 2개가 붙어 있는 구조)의 사슬이다. 이 때문에 콘드로이틴황산염과 글라이코스아미노글라이칸은 동의어로 쓰인다. 콘드로이틴은 체내에서 분해되면 글루코사민과 다른 최종 산물들로 나눠진다.

....

33) 미국국립의학도서관 데이터베이스.
   http://www.nlm.nih.gov/medlineplus/druginfo/natural/patient-sharkcartilage.html
34) Sahelian, M., 「All About Glucosamine & Chondroitin」, Avery, 1998.

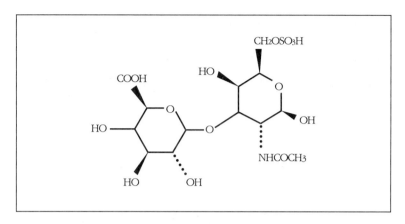

〈표5〉 콘드로이틴황산염의 분자구조
당(Sugar) 분자 두 개로 구성된 이당체 형태이다.

콘드로이틴 역시 연골의 구성성분이면서 관절염에 효과가 있는 사실이 알려지면서, 글루코사민에 추가되어 쓰이기 시작했다. 미국에서는 아예 '글루코사민과 콘드로이틴'을 하나의 요법으로 부르기도 한다. 두 성분이 동시에 들어 있는 제품도 많다. 전문가들은 경험을 통해 '함께 쓰면 더 효과가 좋은 것 같다'는 의견을 내놓았다.

임상시험에서도 글루코사민과 콘드로이틴은 함께 쓸 때 더 효과가 있는 것으로 나타났다. 기억을 제4장으로 돌려서 미국 국립보건원 시험결과를 보면 알 수 있다. 글루코사민만 단독 사용하는 경우와 글루코사민/콘드로이틴 병용하는 경우 어느 것이 더 효과가 뛰어난지 비교하기 위해 환자들을 글루코사민 또는 콘드로이틴만 투여하거나 글루코사민/콘드로이틴을 함께 투여하는 세 그룹으로 나누었다. 시험결과 글루코사민/콘드로이틴(79.2%) 그룹이 글루코사민(65.7%) 또는 콘드로이틴(61.4%) 단독 그룹보다 통증이 나아졌다는 환자수가 훨씬 더 많았다(70쪽 참조). 미국 관절염재단의 관절염 '대안치료법' 코너에서는 아예 글루코사민과 콘드로이틴황산염을 한 성분처럼 묶어서 다루고 있다. 글루코사민 혼자도 좋지만 콘드로이틴이 같이 있어야 더 좋다.

복합제품이 진짜 더 좋을까

글루코사민 혼자보다는 콘드로이틴과 같이 쓰면 더 효과가 좋다는 사실이 알려지면서 복합제품이 더 잘 팔린다. 그러나 솔직히 말해 시판중인 대부분의 복합성분 제품은 '글루코사민 100%' 제품과 효능면에서 크게 다르다고 말할 근거가 없다.

글루코사민은 콘드로이틴과 함께 쓸 때 더 효과가 좋다고 했다. 그러나 글루코사민 복합제품의 원료를 살펴보면 콘드로이틴은 찾아보기 어렵다. 콘드로이틴 대신 상어연골이 들어 있다. 상어연골이라는 말 뒤에 괄호를 붙여 '상어연골분말(콘드로이틴 함유)'로 표시하는 경우도 있다. 그러나 진짜 콘드로이틴황산염이 들었다는 국산 건강기능식품은 없다. 글로코사민과 콘드로이틴을 함께 쓰면 효과를 볼 가능성이 더 높은데도 불구하고 왜 두 가지가 다 들어 있는 건강기능식품이 판매되지 않을까. 업체들의 개발 의지가 부족한 탓도 있지만 건강기능식품 제도가 불합리한 규제로 작용하고 있기 때문이다. 국내에서 콘드로이틴은 의약품으로 분류되어 건강기능식품에 사용되지 않고 있다.

건강기능식품에는 '고시형'과 '개별인정형' 두 가지 종류로 나누어진다. '고시형'이란 영양보충용제품, 인삼, 로얄제리 등 식품의약품 안전청이 지정한 37개 항목의 원료를 사용한 건강기능식품이다. 고시형의 경우 간단한 자료만 제출하여도 건강기능식품으로 인정을 받는다. 글루코사민 제품도 여기에 해당한다.[35] 37개 항목 이외의 효능성분을 쓰고 싶으면 별도로 식품의약품안전청의 인정을 받아야 하는데 이것이 '개별인정형'이다. 별도로 인정을 받으려다 보니 깊이 있는 입증 자료를 제출해야 함은 물론이다. 즉, 국내 규정상 콘드로이틴은 의약품으로 분류되어 있어 업체 마음대로 건강기능식품에 첨가할 수 없다.

콘드로이틴을 건강기능식품에 사용하려면 그 유효성과 안전성에 대해서 입증하는 자료를 제출하고, 별도로 식품의약품안전청으로부터 건강기능식품으로 개별 '인정'을 받아야 한다. 그런데 국내 건강기능식품 업체들로서는 관료적이기로 이름난 식품의약품안전청을 상대로 그런 지루하고 까다로운 작업을 할 수가 없다. 이름난 대기업도 애써 소비자들에게 더 좋은 제품을 개발하기보다는 비슷비슷한 제품을 내놓으면서 기업 이름만으로 제품을 팔기에 급급하다. 불합리한 공무원과 잇속에 급급한 기업 때문에 국내 소비자들이 손해를 보고 있는 셈이다.

외국 건강식품 중에는 글루코사민과 콘드로이틴이 충분히 들어 있는 제품이 있지만, 국내 제도로 인해 정식으로 수입·판매되지 않는다. 콘드로이틴은 글루코사민보다 훨씬 비싸기 때문에 이런 제품은 미국에서도 대개 고가에 판매된다. 국내에서도 고가의 글루코사민/

---

35) 식품의약품안전청 건강기능성식품 홈페이지 참조.
    http://rndmoa.kfda.go.kr:9040/standard/std_html.jsp?cateIdx=1

콘드로이틴 제품을 미국에 있는 지인을 통해 구하는 수고를 하면서까지 먹는 환자들이 있다고 한다.

통상 임상시험에서 글루코사민/콘드로이틴 병용이라고 할 때 사용되는 콘드로이틴의 양은 콘드로이틴황산염으로 하루 약 1,200mg이다. 전문가들은 800~1,200mg은 먹어줘야 '콘드로이틴 추가 효과'를 얻는다고 말한다. '논문에 나온 성분대로' '논문에 나온 함량대로'를 따지는 미국 시장에는 글루코사민과 콘드로이틴을 임상시험 용량만큼 함유한 제품들이 꽤 많다.

이와 달리 건강기능식품으로 유통되는 국산 복합제품에는 콘드로이틴 대안으로 '상어연골 분말' 또는 '상어연골추출물 분말'이 들어있다. 복합제품을 사용하면 글루코사민/콘드로이틴을 함께 사용하는 효과를 얻을 수 있을까. 콘드로이틴 함량만 놓고 본다면 상어연골이 함유된 복합제품은 콘드로이틴이 거의 들어 있지 않은 것이나 마찬가지다. 글루코사민 단독에 가깝다. 상어연골이 들어 있는 제품은 '글루코사민+기타 영양소' 제품일 뿐, '글루코사민/콘드로이틴 병용제품'으로 보기는 어렵다. 상어연골에 들어 있는 콘드로이틴의 함량이 (콘드로이틴황산염에 비해) 너무 낮기 때문이다. 미국 국립보건원은 "상어연골은 관절염 환자에게 도움이 되는 콘드로이틴황산염을 함유하고 있다. 그러나 상어연골 제품에 들어 있는 콘드로이틴의 농도가 너무 낮아서 관절염에 도움이 되기에는 그 양이 너무 적다(the concentrations of chondroitin in shark cartilage products may be too small to be helpful)"고 설명하고 있다.

국내에서 가장 잘 팔린다는 제품의 상어연골추출물 함량은 7%로,

하루 복용하는 연골의 양을 다 합쳐도 1,200mg에 훨씬 못 미친다. 사정이 이러니 복합성분 글루코사민은 영양소가 더 다양하게 들어 있을지는 몰라도, 통증완화 효과나 관절기능 향상 측면에서는 단일성분 제품보다 더 뛰어나다고 말할 만한 근거가 없다. 국산 글루코사민 제품 가운데 하루 복용량에 콘드로이틴황산염 1,200mg을 함유한 제품은 없다.

복합제품에는 글루코사민을 기본으로 해서 관절에 좋다는 온갖 성분이 들어 있다. 보통은 상어연골추출물, 콜라젠, 녹색입홍합추출물분말, 칼슘 등이 함께 들어 있는 경우가 많다. 그야말로 무릎에 좋다는 식품은 다 끌어모았다. 좋다는 것을 골고루 다 섭취하는 것이 나쁠 리야 없다. 그러나 영양소를 골고루 섭취하는 것과 관절염의 증상을 얼마나 개선할 수 있는가는 별개의 문제다. 효능이 과학적으로 입증된 성분을, 효과를 발휘할 만큼 충분히 먹어야 도움이 된다. 복합제품에는 온갖 성분이 들어가지만 각각의 성분이 효능을 나타낼 만큼 충분하게 들어 있지 못하기 일쑤다. 글루코사민에 콘드로이틴을 더하여 시너지 효과를 얻으려면 콘드로이틴황산염으로 하루에 800~1,200mg을 복용해야 한다는 것을 명심하자.

복합제품이 단일제품보다 오히려 못하다거나 전혀 나은 점이 없다고 단정할 근거도 없다. 글루코사민은 부작용이 없다고 알려져 있기는 하지만 일부 환자들은 글루코사민 함량이 높은 제품을 복용한 후속이 거북하다는 등 소화기 부작용을 호소하기도 한다. 이럴 경우 글루코사민의 양을 줄이고 다른 성분을 보강한 제품이 오히려 더 나을수도 있다. 약이 아니고 식품이기 때문에 개인의 상황에 따라 여러 가지 시도를 해볼 수 있는 여지가 있는 셈이다.

콘드로이틴을 장기 복용했을 때 어떤 결과가 생기는지에 관한 연구 결과는 글루코사민에 비해 상대적으로 부족하다. 큰 부작용은 없다고 알려져 있다. 하지만 꼼꼼한 전문가들은 연구결과 없이는 아무것도 안 믿는다. 콘드로이틴은 연골의 구성요소이기 때문에, 다량 복용하면 면역계를 교란시킬 가능성이 이론적으로 존재한다. 콘드로이틴뿐 아니라 인체 구성요소를 섭취하면 이런 문제가 생길 가능성이 이론적으로 존재한다. 간단히 설명해 우리 몸의 면역계가 외부에서 들어온 콘드로이틴을 항원으로 인식하게 되어 면역반응이 시작되면 원래 인체 내에 정상적으로 존재하는 콘드로이틴까지 파괴할지 모른다. 아직까지 그런 사례가 보고된 바는 없다. 전문가들은 무턱대고 많이 먹지 말고 하루 800~1,200mg 사이에서 효과를 낼 수 있는 최저량을 복용하라고 권한다. 1,200mg에서 시작하되 조금씩 양을 줄여서 효과가 줄어들지 않을 때까지 용량을 낮춰 본다. 글루코사민과 같이 복용하기 때문에 판단이 쉽지는 않겠지만 시간을 두고 지켜보면 어느 정도에서 효과가 나타나는지 스스로 가늠할 수 있다.

진짜 콘드로이틴, 이렇게 구할 수 있다

복합 성분 글루코사민을 고를 때에는 이왕이면 상어연골추출물 분말이 더 많이 들어 있는 제품을 찾아보라. 우선 수입 건강식품 가운데는 국산에 비해 상대적으로 함량이 높은 제품들이 있다. 온라인 쇼핑몰이나 전문 수입업체에서 많이 취급하는 수입 글루코사민 제품 중에서 상어연골추출물 분말이 많이 함유된 것을 고른다. '많이 취급하는 제품'이라고 한 이유는 어느 정도 품질을 믿을 수 있기 때문이다. 많은 수입업체가 수입한다는 것은 미국에서 인기가 있다는 뜻이다. 인터넷에서 검색도 되지 않는 수입품이라면 품질을 확인할 길이 없다.

국산도 콘드로이틴 성분이 충분한 제품들이 있다. 단 건강식품이 아니라 의약품으로 분류되어 있어 소비자들이 잘 모를 뿐이다.[36] 제약회사에서는 콘드로이틴황산염이 200~400mg 들어 있는 단독성분 제품 또는 각종 혈액순환과 관절에 좋은 비타민이 함께 들어 있는 복합성분 제품을 생산하고 있다. 이들은 거의 대부분 일반의약품으로 약국에서 구입할 수 있다. 홈쇼핑이나 할인마트, 인터넷으로는 구매가 불가능하다.

'글루코사민 100%' 또는 복합제품으로 기대만큼 효과를 보지 못한 환자를 위해 '진짜 콘드로이틴'이 들어 있는 제품의 목록을 제공한다. 단, 콘드로이틴 제품은 글루코사민보다 가격이 비싸다.

콘드로이틴 제품은 의약품이라도 대부분 의사가 처방을 하는 대상이 아니다. 드물게 의사의 처방을 받을 수 있는 것도 있다. 처방을 받을 수 있는 콘드로이틴 2개 품목 가운데 하나는 일반의약품으로서 처방없이도 구입할 수 있으며 다른 하나는 처방이 있어야만 살 수 있는 전문의약품이다. 처방전을 받아서 약국에서 구입하면 바로 약국에서 구입할 때보다는 다소 저렴하다. 그러나 처방을 받으려면 진료비가 별도로 들고 번거롭다는 단점이 있다.

---

36) 의약품이라고 해서 특별히 부작용이 있다거나 독하지는 않다. 한국은 비타민의 경우에도 조금만 함량이 높으면 의약품으로 분류한다. 미국에서 콘드로이틴은 건강식품에 해당한다.

제품마다 콘드로이틴 함량의 차이가 있어 하루 복용량에 차이가 난다. 시작하는 사람은 글루코사민염산염 1,140mg과 함께 하루 콘드로이틴황산염 1,200mg을 복용하다가 증상이 호전되면 콘드로이틴부터 조금씩 줄여나간다. 글루코사민과 콘드로이틴이 함께 들어 있는 제품의 경우에도 증세가 호전되면 복용량을 조금씩 줄인다.

콘드로이틴 제품도 글루코사민과 마찬가지로 복합제품이 있다. 복합제품의 성분 구성 역시 제품마다 거의 비슷하다. 한 제품의 예를 들면, 1정당 콘드로이틴황산염 200mg, 푸르설티아민 50mg, 니코틴산 아마이드 50mg, 피리독신염산염 25mg, 판토텐 15mg, 리보플라빈 6mg, 감마오리자놀 5mg, 사이아노코발라민 30mg을 함유하고 있다. 푸르설티아민(B1) 피리독신(B6) 니코틴산 아마이드(B3), 시아노코발라민(B12), 판토텐은 모두 비타민B군(群)에 속한다. 활성비타민은 관절염 또는 신경통 환자의 통증을 호전시키는 효능이 있다.

콘드로이틴을 함유한 국산 의약품 리스트

- 콘드로이틴 단일성분

안국약품 콘트로캅셀400mg(400), 원광제약 원광콘드로이틴캡셀400mg(400), 한국유나이티드제약 콘드로민캡셀400mg(400), 위더스메디팜 콘드린캡셀400mg(400), 삼진제약 콘로인캡셀400mg(400), 한국휴텍스제약 콘플러스정260mg(260)

- 콘드로이틴+비타민 등 복합성분

한국넬슨제약 센트플러스연질캅셀(200), 종근당 골드믹스연질캡슐(180), 셀라트팜코리아 로친연질캅셀(120), 한미약품 루마비타연질캅셀(120), 수도약품공업 메가본연질캡슐(300), 한국휴텍스제약 메가콘비타연질캡슐(160), 삼천리제약 신키톤연질캅셀(130), 삼천리제약 헬싸민연질캅셀(90), 한국넬슨제약 센트연질캅셀(120), 삼진제약 액트데이연질캅셀(100), 진양제약 에넥스정(100), 제이알피 엑트콘연질캅셀(200), 근화제약 오버디연질캡슐(120), 삼성정밀화학의약사업부 올프라임연질캅셀(120), 영일제약 젠트연질캅셀(120), 영일제약 젠트-에프300연질캅셀(300), 한국휴텍스제약 젠티연질캅셀(120), 휴온스 젠티스연질캅셀(120), 디에스앤지 젤라타민연질캅셀(90), 청계제약 조이놀정(400), 일양약품 조인탑연질캅셀(300), 삼성제약 케토본연질캅셀(130), 극동제약 콘도라연질캅셀(120), 영진약품 콘도비타연질캅셀(200), 한국이텍스 콘빅스연질캅셀(90), 일화 콘조인트연질캅셀(150), 청계제약 콘트라민에프정(300), 동인당제약 푸테시판연질캅셀(90), 광동제약 뉴마젠정(200), 삼성정밀화학의약사업부 다비론연질캅셀(90), 삼공제약 비타-그린연질캅셀(100), 코오롱제약 비타콘틴연질캅셀(180), 바이넥스 세이브진연질캅셀(90), 신일제약 앤도민연질캡슐200(200), 신일제약 앤도민연질캡슐300(300), 삼천리제약 오라스민연질캅셀(90), 청계제약 이비타캡슐(100), 청계제약 청계콘틴정(300), 안국약품 케포비톤연질캅셀(90), 고려제약 콘타민연질캅셀(90), 청계제약 콘트라민필름코팅정(200), 안국약품 테라콘연질캅셀(120), 제이알피 프로콘연질캅셀(90)

복합제품, 광우병 조심!

콘드로이틴이 제대로 들어 있는 제품이 귀한 한국과 달리 미국에서
는 콘드로이틴황산염 또는 글라이코스아미노글라이칸 등의 이름으
로 다양한 콘드로이틴 제품이 판매된다. 복합제품이면서도 상어연골
이 아니라 진짜 콘드로이틴이 들어 있는 제품도 많다.

콘드로이틴은 상어연골이나 송아지연골 또는 소 기관지(bovine
trachea)에서 얻는다. 화학적으로 합성하기도 한다.

콘드로이틴 대용 성분을 자세히 살펴보면 '상어연골' 로 표시된 제
품이 있는가 하면 '상어연골추출물' 이라고 표시된 것도 많다. 이름이
비슷해서 둘 간의 차이를 알아차리는 소비자는 거의 없다. 그러나 상
어연골(분말)과 상어연골추출물분말은 서로 '급' 이 달라도 한참 다르
다. 상어연골추출물은 연골에서 관절에 유효한 부분을 뽑아낸 것이
다. 상어연골보다는 훨씬 진하다. 당연히 값도 비싸다. 상어연골추출
물 가격은 상어연골의 열곱절이나 된다고 한다. 한 회사에서 만드는
제품이라도 상어연골추출물을 쓴 것은 프리미엄급으로 친다.

국산 글루코사민 복합제품은 상어연골이 들어 있지만 외국제품은
소뼈를 원료로 쓰기도 한다. 콘드로이틴황산염도 상어연골이나 소뼈
에서 얻는다. 소뼈로 만든 물질은 일단 주의 대상이다. 원인은 바로
광우병이다. 광우병은 정확한 병원체나 병리, 감염경로가 알려져 있

지 않다. 광우병 걸린 소로부터 나온 제품을 먹거나 투여했을 경우에 광우병이 감염될 우려가 있는지도 불명확하다. 일단 조심하는 수밖에 없다. 따라서 대체할 수 있는 제품이 있는 경우라면 소뼈에서 나온 제품은 쓰지 않을 것을 권한다.

수입 콘드로이틴을 구입할 때에는 원산지와 원료를 꼼꼼히 확인해야 한다. 안전을 위해서 송아지연골보다는 상어연골에서 추출한 제품을 고르도록 한다. 화학적으로 합성한 글루코사민황산염은 광우병과 무관하다.

'글루코사민 100%'는 과대광고였나

온라인쇼핑몰이나 홈쇼핑에서 판매하는 국산 브랜드 제품들은 대개 원재료를 단순히 '글루코사민 분말'로 표시하고 있다. 이렇게 성의 없이 할 것이라면 표시를 왜 하는지 알 수가 없다. 글루코사민 분말은 한 가지 종류만 있는 것이 아니라 서로 다른 2~3종이 많이 쓰인다. 이렇게만 써 놓으면 도대체 어떤 물질을 말하는 것인지 도통 알 수가 없는 노릇이다. 글루코사민 제품에 '글루코사민 가루'가 들어 있다고 써 놓는 것도 정보라고 생각하는 기업의 수준이 한심할 따름이다. 이렇게 무성의하게 쓰라고 한 정부도 웃기기는 매한가지다. 나중에 다시 설명하겠지만 '표시'는 파는 사람이나 사는 사람 입장에서 굉장히 중요하게 생각해야 할 부분이다. 한국은 표시에 정말 약하다. 유명제품도 예외가 아니다. 수입품은 대부분 '글루코사민 분말'이라는 무의미한 말이 아니라 '글루코사민~염'이라는 실제 성분의 명칭을 표시한다.

약품은 유효성분 그 자체만으로는 용해도가 낮기 때문에 흡수율이 매우 낮다. 따라서 유효성분을 물과 만나면 잘 녹는 염(salt)의 형태로 제조하는 경우가 많다. 글루코사민의 경우에는 게 껍질을 가수분해하여 염산염, 황산염 상태의 화합물을 원료로 쓴다. 이에 대해서는 뒤에서 다시 설명하겠다.

2006년 1월 소비자보호원은 글루코사민 제품들이 '허위·과장 광고'를 했다고 발표했다. "글루코사민 100%"라고 광고하는 제품들을 분석해 보니 81~84%밖에 안 되더라는 설명이다. 글루코사민 100%가 좋은지 아니면 복합제가 좋은지는 별개의 문제로 하고 글루코사민 함량이 광고보다 적었기 때문에 '허위·과장' 판정을 받았다.

소보원의 말이 맞지만 아마 걸린 기업들은 적잖이 억울했을 성싶다. 이 사건도 결국은 얼렁뚱땅 표시하는 관행과 무관하지 않다. 글루코사민 100%를 내세운 제품들은 업계의 표시관행을 그대로 따랐을 뿐이다. 앞에서도 밝힌 대로 국산 글루코사민의 원료 표시는 '글루코사민 분말'로 되어 있다. 사실 글루코사민 분말 기준이라면 해당 제품은 100%가 맞다. "글루코사민 분말 100%"란 의미 없는 말이다. 왜냐하면 분말에 들어 있는 글루코사민 함량이 95%일지 아니면 10%도 안 될지 소비자들은 알 수가 없기 때문이다.

허술한 표시에 대한 책임은 공무원들에게도 있다. 당초 식품의약품안전청이 원료를 표시할 때 '글루코사민 분말'도 무관하다고 유권해석을 내렸다고 한다. '글루코사민 분말 100%'라고 표시해도 된다는 뜻이다. 광고를 제작하는 입장에서나 소비자 눈에는 '글루코사민 분말 100%'는 '글루코사민 100%'나 마찬가지로 보인다.

　시판 제품에 표시된 글루코사민 분말은 글루코사민황산염 또는 글루코사민염산염이다. 글루코사민황산염 분자는 글루코사민 분자에 황산기(基)가 붙어 있으니 글루코사민만의 순도로 계산하면 100%보다 낮아질 수밖에 없다. 염산염도 마찬가지다. 글루코사민황산염 분말은 글루코사민을 63%, 글루코사민염산염은 83%를 함유하고 있다. 똑같은 무게를 사용할 때 글루코사민염산염이 글루코사민의 함량이 더 높다. 황산이 염산보다 분자량이 크기 때문에 당연한 결과다.

　외국 제품이 글루코사민황산염이 많은 데 비해 국내 브랜드 제품은 글루코사민염산염이 대부분이다. 이는 적발된 제품의 글루코사민 순도가 81~83%였다는 소보원 발표로부터도 알 수 있다. 국내 브랜드에서 염산염을 더 많이 쓰는 이유는 크게 두 가지다. 무엇보다 같은 무게의 분말을 쓰더라도 글루코사민염산염의 경우 글루코사민 함량이 더 높기 때문이다. 앞에서 설명한 대로 똑같이 100mg의 분말을 넣는다면 글루코사민염산염의 경우 글루코사민 함량이 83%이지만 글루코사민황산염은 63%밖에 안 나온다. 따라서 염산염을 쓰면 소비자들 눈에 글루코사민이 더 많이 들어 있는 것으로 보인다. 이는 분자 구성에 따른 결과일 뿐이며 제품의 품질 차이와는 무관하다.

　또다른 중요한 이유는 가격이다. 원료 수입업체가 국내 건강기능식품 생산업체에 공급하는 원료의 가격을 비교하면 글루코사민염산염이 글루코사민황산염보다 값이 싸다. 글루코사민염산염은 1킬로그램당 1만5,000원~2만원 선인데 비해 글루코사민황산염은 3만5,000원선이다. 물론 글루코사민염산염 가운데서도 글루코사민황산염보다

가격이 높은 경우도 흔하다. 수입 글루코사민 제품 가운데는 고가의 글루코사민염산염을 사용하는 곳도 있다. 하지만 논문이나 증거를 중요시하는 미국에는 연구 논문에 주로 사용되는 황산염 제품이 더 많다.

염산염이나 황산염이나 효능에는 별다른 차이가 없는 것으로 알려져 있다. 하지만 자신이 사용하는 제품의 원료가 무엇인지 알고 있는 것이 중요하다. 이에 대해서는 다음 장에서 다시 설명하겠다.

제6장

글루코사민은 천연에서 온다

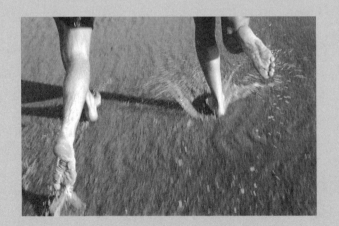

글루코사민이 뭐길래

제1장으로 기억을 되돌려보자. 연골의 주요한 구성성분은 물과 콜라젠, 그리고 프로테오글라이칸이라고 했다. 노화가 진행되면 프로테오글라이칸과 콜라젠이 부족하게 된다. 프로테오글라이칸은 연골이 압력을 받았을 때 수축−복귀하는 탄성을 가지게 하는 물질이다. 따라서 프로테오글라이칸이 부족하면 연골이 제대로 유지되지 않는다.

프로테오글라이칸은 글라이코스아미노글라이칸 분자의 사슬로 만들어져 있다. 이 글라이코스아미노글라이칸을 만드는 요소 가운데 하나가 글루코사민황산염이다. 작은 단위로부터 거슬러 올라가면, 글루코사민 → 글라이코스아미노글라이칸 → 프로테오글라이칸 → 연골의 순서다. 간단히 말하면 글루코사민은 관절연골을 만드는 구성요소이며, 연골세포에서 발견되는 성분이다.

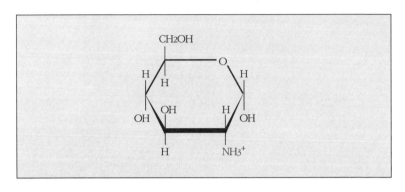

CH2OH

O

H H H

OH OH H OH

H NH3+

〈표6〉 글루코사민의 분자 구조

글루코사민 분자는 '글루코스(포도당)+아민' 구조로 되어 있다. 음영으로 표시된 부분이 포도당이다.

　글루코사민이 원래 인체에 존재하는 물질이라면 일부러 복용할 필요가 있는 것일까. 노화가 일어나면 연골 내에 글루코사민이나 프로테오글라이칸 성분이 부족해진다. 건강한 사람의 연골은 오래된 연골이 파괴되더라도 새로운 연골이 생성되기 때문에 연골이 유지된다. 그러나 나이가 들면서 연골을 구성하는 프로테오글라이칸이 점점 부족해지고 연골 재생속도가 파괴속도를 따라가지 못하게 된다. 그 결과 연골은 점점 얇아진다.

　그러나 글루코사민이 어떤 작용으로 퇴행성관절염 치료에 도움이 되는지는 정확하게 밝혀져 있지 않다. 학자들은 크게 두 가지 기능이 있는 것으로 본다. 우선 글루코사민은 손상된 연골을 재생하는 데 도움을 준다. 둘째로 글루코사민이 염증을 억제하는 효과가 있으며 연골세포를 자극한다고 알려져 있다.[37] 의문은 또 있다. 입으로 복용한 글루코사민이 과연 관절 부위로 가서 연골이 될 수 있을까? 소화기관을 통과하면서 분해되고 없어져 버릴 수도 있지 않은가. 아니다. 알약 형태로 복용한 글루코사민의 대부분은 소화기에서 흡수되어 간으로 간다. 간은 글루코사민을 이산화탄소, 우레아(urea), 물로 분해한다. 나머지는 연골로 간다. 한 연구에서 환자에게 방사성동위원소 C^{14}가 붙어 있는 글루코사민을 경구투여하고 검사한 결과 복용 1시간 후 혈액에서 발견되고, 이후에 여러 조직에서도 글루코사민을 확인할 수 있었다. 글루코사민은 조직 내에서 빠르게 확산되어 곳곳에 있는 연골로 모여들었다고 한다. 입으로 섭취한 글루코사민이 연골까지 간다는 뜻이다.

유럽에선 의약품, 한국 · 미국에선 식품

지금까지 이 책을 읽다보면 글루코사민이 마치 의약품처럼 느껴질 지도 모르겠다. 미국 전역 16개 류마티스센터에서 1,200여 명을 대상으로 임상시험을 실시했다든지, 미국의 전문 의료 학술대회에서 학계의 관심을 끈다든지 또 유럽에서는 지난 30여 년 간 각국 의료진들이 잇따라 논문을 발표했다든지 하는 연구 열기는 의약품에나 있을 법하다.

글루코사민이 다른 건강식품에 비해 더 깐깐한 조사 대상이 된 것은 역설적으로 그 인기 때문인 것 같다. 하도 좋다고들 하니 "진짜 좋은 거 맞느냐?"는 식의 질문을 계속해서 받게 된다. 식품 가운데 이만

---

37) National Center for Complementary and Alternative Medicine, 「NCCAM Statement on Presentation of GAIT Results at ACR Meeting」, 2005.11.14.

큼 의사들에게 많은 문의가 쏟아지는 것도 없는 것 같다. 결국에는 미국 정부가 지원하는 임상시험까지 마쳤으니, 이제 다른 건강식품과는 수준이 달라져도 한참 달라졌다.

여느 건강식품에 비해 글루코사민은 효능·효과가 매우 뛰어나다. 약국에서 의약품으로 팔리고 있는 좋다는 비타민을 먹어봐야 건강상 태가 달라진 것을 별로 느끼지 못한다. 하지만 글루코사민을 복용하는 환자들은 효과를 그야말로 몸으로 느낀다.

유럽에서는 일찍부터 글루코사민을 알아봤다. 1960년대 말 이탈리아에서 처음 상품화된 이래 유럽 전역에서 꾸준한 연구가 진행되었다. 효능에 대한 증거가 상당기간 동안 축적된 셈이다. 유럽을 중심으로 세계 28개국에서는 글루코사민을 의약품으로 분류한다.

세계보건기구(WHO)는 글루코사민을 콘드로이틴과 마찬가지로 '관절염에 서서히 작용하는 약물(SYSADOA)' 이라는 별명을 붙였다. 의약품으로 인정할 정도로 효과가 있다고 판단하기 때문이다.

한국과 미국에서 글루코사민은 의약품이 아닌 식품이다. 미국은 보충식품(supplement)으로 한국은 건강기능식품으로 분류한다. 건강기능식품은 식약청의 정의에 따르면 '인체에서의 유용한 기능성을 가진 원료나 성분을 사용하여 정제, 캡셀, 분말, 과립, 액상, 환 등의 형태로 제조, 가공한 식품'을 뜻한다. 넓은 정의다. 비타민이나, 아미노산, 식이섬유 등 일반적인 영양소들도 이 분류에 들어간다. 글루코사민은 특정 질환에, 그것도 기존 의약품에 동등한 효과가 있는 성분이니 좀 억울할 만도 하다. 아무리 그렇더라도 식품이니 병원치료를 자의로 중단해서는 곤란하다.

제7장

중국산 대 일본산, 그 미묘한 차이

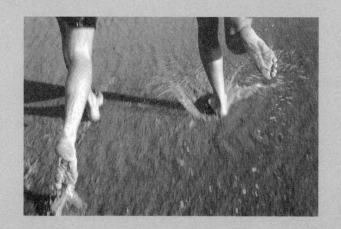

"원료? 소비자는 몰라도 돼!"

이름에서도 알 수 있듯이 글루코사민은 포도당(글루코스)과 질소화합물(아민)이 결합한 분자이다. 그다지 복잡한 구조는 아니다. 하지만 화학적 합성으로 글루코사민을 만들지는 않는다.

글루코사민은 천연에서 온다. 원료는 갑각류의 껍질이다. 주로 게껍질을 쓴다. 무궁무진하게 얻을 수 있는 원료다. 천연에서 쉽게 얻을 수 있는 물질이 효과까지 좋으니 그야말로 금상첨화다. 몇 년 전 크게 유행하던 건강식품 가운데 키토산(키틴)이란 성분이 있었다. 글루코사민은 키토산을 가수분해해서 얻는다.

시장에 넘치는 글루코사민 제품을 잘 비교해 보면 원료가 글루코사민이 아니라 글루코사민황산염 또는 글루코사민염산염 등 '글루코사민~염'으로 되어 있는 것을 볼 수 있다. 일반적으로 약품의 유효성분 그 자체만으로는 용해도가 낮으므로 흡수가 잘 되지 않는다. 따라서 물과 만나면 잘 녹는 염(salt)의 형태로 만드는 게 보통이다. 예를 들어 발기부전치료제로 유명한 비아그라의 유효성분은 '실데나필' 이라는 화학성분인데 여기에 효능자체와는 상관없는 구연산을 붙여 구연산 실데나필 상태로 만들어 물에 잘 녹도록 되어 있다. 최초에 글루코사민을 먹는 제품으로 개발했던 로타(Rotta Research Laboratorium)라는 제약회사가 황산염의 형태로 특허를 등록했다. 이후에 글루코사민염산염, N-아세틸글루코사민이 뒤이어 나왔다. 중국과 일본에서는 글루코사민염산염이 대세를 이루고 있다.

로타사는 제품의 효능과 안전성을 입증하기 위해-물론 마케팅 차원에서-임상시험을 실시했다. 사실 초기 글루코사민 임상시험은 대부분 로타사가 비용을 댄 연구들이다. 효능이 있다는 자료가 있어야 제품을 팔 수 있고, 임상시험에 자신들이 개발한 글루코사민황산염을 사용했기 때문에 그 이후로 글루코사민의 임상시험에 대개 글루코사민황산염을 사용하게 되었다. 한 번 황산염을 쓰기 시작하자 의료진과 연구자들은 로타사와 상관이 없는 경우라도 황산염을 많이 사용하게 되었다. 시장에서 판매되고 있는 글루코사민이 과연 실제 효과가 있는가 알기 위해서는 그 제품을 사용하는 것이 당연하다. 또 기존 연구가 과연 정확했는지 확인하기 위해서도 같은 성분을 사용하게 되므로 글루코사민 연구의 주류를 이루는 성분은 글루코사민황산염이다. 염산염 또는 'N-아세틸기(基)' 가 붙은 글루코사민은 황산염에 비해 논문 수가 매우 적다.

학자들은 글루코사민황산염이나 글루코사민염산염 또는 N-아세틸글루코사민이나 모두 효능에는 차이가 없으리라고 믿고 있다. 실제로

캐나나 토론토의 내과전문의 앨런 러셀(Alan Russel) 박사는 수백 명의 환자들에게 글루코사민황산염과 글루코사민염산염을 투여한 결과 그 효과는 동일하게 나타났다고 밝혔다. 그러나 정밀한 비교연구가 이뤄지지 않은 터라 황산염과 염산염 사이에 흡수속도와 흡수율, 대사과정과 대사산물, 체내 움직임(dynamics) 등에 대한 정확한 차이를 알기는 어렵다.

잘 녹도록 하기 위해 붙여 놓은 염 부분은 효능과 직접적인 영향을 미치지는 않는 것으로 알려져 있지만 용해도나 흡수도에 약간의 차이를 유발할 수 있다. 의약품의 경우에 염이 달라지면 임상시험을 다시 시행하여 식약청으로부터 새로 판매허가를 받아야 한다. 이런 까닭에 미국 국립보건원이나 관절염재단에서 글루코사민을 언급할 때에는 일반적으로 글루코사민황산염을 의미한다고 봐도 무방하다. 심지어 미국 국립도서관의 의학 데이터베이스 '글루코사민' 항목에는 "지금까지 논문은 대부분 글루코사민황산염을 이용한 것이다. 따라서 다른 형태의 글루코사민도 동일한 효과가 있는지는 확실하지는 않다"고까지 언급하고 있다.

식품은 약이 아니니 제품들 사이에 미세한 차이는 어느 정도 용인이 된다. 하지만 어떤 관절염 환자는 글루코사민황산염을 먹었을 때 아무 일이 없다가도 글루코사민염산염을 먹으면 설사를 할지도 모르는 일이다. 백에 아흔아홉은 글루코사민염산염이나 황산염이나 똑같이 효과가 있지만 한 사람은 염산염으로는 황산염만큼 효과를 못 볼 수도 있다. 이런 판단을 하려면 적어도 원료가 뭔지는 정확하게 알아야 한다. 표시를 정확하게 해야 하는 이유다.

하지만 일부 부도덕한 업체들이 엉터리 표시를 하면 어떻게 하나? 소비자들은 알 도리가 없다. 식품같이 상대적으로 규제가 덜한 제품일수록 생산기업과 브랜드를 꼼꼼히 따져보는 것이 기본이다.

글루코사민에도 중금속이 있다

글루코사민황산염이든 글루코사민염산염이든 원료는 주로 게 껍질이다. 게 껍질이든 뭐든 천연물은 채집을 해야 한다. 인건비가 비싸고 땅이 좁은 한국은 원료 경쟁력이 없다. 중국에서 들여오지 않는 농산물이 없는 것처럼 글루코사민 원료도 중국에서 온다.

국내 기업들은 몇 개의 큰 원료수입상으로부터 글루코사민염산염을 수입한다. 이 수입상들은 중국내 원료공장 가운데 국내의 원료기준을 만족할 만한 기업으로부터 원료를 구매한다. 업체에 따르면 국산 글루코사민 제품들은 중국내 3~4개 공장에서 만든 원료를 쓰고 있다. 건강기능식품법상의 기준을 만족하면서도 가격이 저렴한 제품을 고르다 보니 국내 기업들이 수입하는 원료의 가격이나 품질은 거의 비슷하다고 한다. 딱히 원료의 품질 차가 없다는 뜻이다.

원료 '평준화' 시장에서 '차별화'를 시도한 제품들은 "고급 일본산"을 내세운다. 원료 표시에 아무것도 안 써 있다면 일단 중국산이라고 생각하면 된다.

일본산 글루코사민염산염은 훨씬 비싸다. 일본 글루코사민이라고 해서 일본 바다에서 잡힌 게 껍질을 쓸 거라고 생각하면 너무 큰 기대다. 일본 역시 중국산 글루코사민을 쓴다. 일본 기업들은 중국산을 수입해서 다시 정제하기 때문에 더 비싼 값을 받는다.

일본산이 중국산과 다른 점은 중금속 농도다. 일본은 중국에서 들여온 글루코사민을 다시 정제하기 때문에 중국산보다 중금속 농도가 더 낮다고 주장한다. 의약품의 경우 소량을 복용하기 때문에 중금속은 중요한 이슈가 아니다. 하지만 글루코사민은 식품이기 때문에 문제가 된다. 퇴행성관절염은 노화에 따른 질환이기 때문에 금방 호전되지 않으며 평생을 관리해야 한다. 글루코사민으로 효과를 본 환자들은 계속 복용할 가능성이 높다. 한 캡슐에 들어 있는 중금속의 양은 얼마되지 않지만, 하루에 6캡슐씩 몇 년을 복용한다고 생각하면 총량이 만만치 않다. 글루코사민을 장기간 복용했을 때 체내 중금속 축적량에 어떤 영향을 미치는지 알기 위해서는 장기간의 역학조사가 필요하다. 지금까지는 아무도 그 영향을 알지 못한다.

납, 수은, 카드뮴, 비소, 주석 등 중금속은 몸에 들어오면 잘 배출되지 않고 축적된다. 각국은 중금속 중독을 막기 위해 식품에 중금속 농도 기준을 두고 있다. 해양오염이 점점 심각해지면서 중금속 축적에 대한 우려도 더 커졌다. 강에서 흘러들어오는 폐수와 하수뿐 아니라 얌체 기업인들이 바다에 유독성 쓰레기를 몰래 버리는 통에 전 세계 해양은 오염으로 몸살을 앓고 있다.

해양오염에서 자주 언급되는 중금속이 수은이다. 수은이 주로 생선 등 해산물을 통해 인체에 들어오기 때문이다. 국립환경과학원 조사에서도 생선을 자주 먹는 어린이들은 그렇지 않은 아이들에 비해 혈중 수은 농도가 2배인 것으로 나타났다. 가임기 여성의 무려 21%가 머리카락에서 수은이 검출되는 것으로 알려져 있다. 바다의 수은 오염이

얼마나 심각한지 보여주는 예다.[38]

수은이 과다 축적되면 신경기능 장애를 일으킨다. 수은은 뇌와 신경계에 심각한 손상을 일으키는 신경독소로서 걸음걸이 및 언어기능 발달장애와 정신지체 등의 원인이 된다. 특히 성장기의 어린이는 수은 독성에 취약하다. 불임의 원인이기도 하다.

미국 식품의약품안전국(FDA)은 임신부와 어린이는 1주일에 참치 등 등푸른 생선의 섭취를 제한할 것을 권장한다. 태아나 어린 아이는 수은이 축적되면 성인보다 더 큰 영향을 받을 수 있기 때문이다. 2년 전 한국의 식품의약품안전청이 미국 FDA를 따라 "참치에 축적된 수은이 태아에 영향을 줄 수 있으므로 임산부는 1주에 2회 이상 먹지 말라"고 발표했다. 횟집들이 거세게 항의해 대충 얼버무리고 봉합됐지만 정부가 생선을 먹는 일까지 안내를 할 정도로 해양 오염과 그로 인한 수은 축적이 심각하다.

일본은 글루코사민에 대해서도 중금속 논란에 민감한 소비자들을 대상으로 고급화 전략을 쓰고 있다. 국내 소비자들의 수준이 높아지면서 일본 원료에 대한 관심도 높은 듯하다. 일본 원료를 쓰는 한 업체는 "글루코사민은 원료가 중요하다"고 강조한다. 그러나 국산이라고 해서 중금속 관리가 없는 것은 아니다. 식약청은 글루코사민 제품의 납농도를 2.0ppm 이하로 규정하고 있다. 제대로 된 회사가 만든 제품이라면 중금속에 대해 크게 염려할 필요가 없다.

일본 원료를 쓴 글루코사민 제품도 다른 국산과 납 농도는 크게 차

....

38) 한겨레, 「생선 즐겨 먹는 아이, 몸속 수은 농도 높다」, 2006.2.21.

이가 나지 않으리라고 예상된다. 일본에서 생산되는 글루코사민 원료는 순도와 형태에 따라 '4등급(grade)'으로 구분된다. 용어는 '등급'이지만 품질의 순위라기보다는 용도에 따른 구분이라고 보는 것이 더 타당하다고 한다. 일본에서 중금속 제거에 공을 들인 원료를 생산하는 이유는 글루코사민 제품유형이 다양하기 때문이다. 국내에서는 허용돼 있지 않지만 일본에서는 글루코사민으로 음료 등 여러 가지 형태의 식품을 만들 수 있다. 제품 유형에 따라 중금속을 제거할 필요성에 차이가 있다. 음료용 글루코사민은 중금속을 더 세심하게 제거해야 하지만, 일반적인 캡슐형태의 제품은 그렇게까지 중금속을 제거할 필요가 없다.

음료는 유통 과정에서 침전물이 생기는 경우가 가끔 있다. 침전물은 제품의 상품성을 떨어뜨린다. 침전물이 생기는 이유는 제품 내 금속과 다른 유기물질이 결합해 착체(着體, chelate)를 형성하기 때문이다. 글루코사민 음료 속의 중금속은 착체형성의 핵이 된다. 따라서 정제과정을 통해 중금속을 최대한 제거하고자 하는 것이다. 물에 잘 녹도록 아주 미세한 입자로 만든 글루코사민도 있다. 이런 원료는 캡슐에 넣기에는 오히려 부적절하다. 결국 일본에서 중금속 정제에 신경을 쓰고 글루코사민에 염산이나 황산이 아닌 다른 꼬리를 붙여 여러 종류의 원료를 생산하는 이유는 글루코사민 제품 유형이 다양하기 때문이다. 물론 안전에 예민해진 소비자들에게 프리미엄 제품으로 인식되고자 하는 목적도 있다.

수입 글루코사민 가운데 미국이나 뉴질랜드 제품은 "청정해역 뉴질랜드산 원료"를 사용했다는 것을 선전한다. 일본산은 정제과정을 거쳐 중금속을 줄였다고 강조하고, 뉴질랜드산은 원래부터 중금속 농도가 낮은 원료를 사용한다는 것을 내세운다. 소비의 전반적 양극화, 고급화 바람을 타고 일본산 글루코사민을 찾는 수요가 늘 것으로 보인다.

제8장

글루코사민 복용에도 노하우가 있다

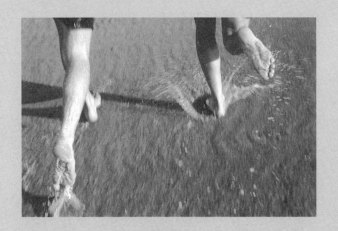

글루코사민은 의사가 아니다

퇴행성관절염 환자가 아니라 하더라도 무릎이 시큰시큰한 사람이면 글루코사민 광고에 눈길이 간다. 미리 관절건강을 챙기려고 먹는 경우도 많다. 무릎에 통증이 있다고 해서 지레짐작으로 퇴행성관절염이 아닌가 단정하기보다 정확한 진단을 받아 볼 것을 권한다. 우선 증상을 주의 깊게 살펴본다. 관절 부위에 통증, 뻣뻣함, 부어오름 등의 증상이 2주 이상 계속되면 병원에 갈 것을 권한다.

치료를 받을 정도로 심하지 않다면 자신에게 적당한 글루코사민 제품을 선택해서 복용한다. 제품 선택을 위해서는 광고보다는 공신력 있는 정보를 참고한다. 가까운 약사에게 도움을 구하는 것도 좋은 방법이다.

병원치료를 받아야 할 정도로 심각한 것으로 나타났다면 일단 의사의 지시를 철저히 따르도록 한다. 글루코사민을 써서 병원에 안 가겠다고 생각해서는 곤란하다. 치료를 시작하거나 받고 있는 환자라면 의사에게 글루코사민을 복용하려고 하는데 괜찮은지 확인을 해야 한다. 국내 진료 환경에서는 의사와 환자가 충분히 상담할 시간이 부족하더라도 진료실에 들어간 이상 당신은 의사를 귀찮게 할 권리가 있다.

퇴행성관절염은 아니지만 다른 질환으로 치료를 받고 있는 경우에도 글루코사민을 먹어도 괜찮은지 의사와 약사에게 문의한다. 아마 정형외과 전문의가 아닌 다른 전문의라면 글루코사민에 대해 물어보더라도 잘 모를 가능성도 있다. 약사에게 현재 먹고 있는 약을 알려주면서 글루코사민을 먹어도 되는지, 또 글루코사민과 약이 서로 작용에 방해가 되지 않는지 문의한다.

병원치료를 받고 있는 중이라면 자의로 치료를 중단해서는 안 된다. 글루코사민을 복용해서 증상이 나아졌다면 의사를 만나서 "증상이 호전되었으니 약을 좀 줄여도 되는지" 물어본다. 약국에서 퇴행성관절염 환자들을 상담해 보면, 계속 약을 복용할 정도로 심각한 경우도 있지만 심할 때만 약을 먹으라는 지시를 받고 아플 때만 복용하는 경우도 많다. 이런 환자들도 의사에게 글루코사민을 복용해도 좋을지 의견을 물은 뒤 복용을 시작하도록 한다. 글루코사민이 효과가 있다면 약을 덜 먹게 되므로 약을 타러 병원에 가는 횟수가 점점 줄어든다.

의사들 가운데는 글루코사민 전도사라 부를 수 있을 정도로 호의적인 그룹도 있지만 반대인 경우도 많다. 환자가 글루코사민을 복용해도 되냐고 물어보면 "뭘 그런 데 기대하냐"거나 "별 효과 없다"고 대

꾸하는 의사가 적지 않다. 의사들은 의학저널을 통해 최신 정보를 얻는데, 제약회사가 마케팅을 하지 않는 식품에 대해서는 비용을 들여 의학저널에 실을 연구를 하는 경우란 거의 없다. 따라서 의대를 다니는 동안에나 의사로 일하면서 글루코사민에 대한 정보를 얻을 일은 거의 없다. 의사가 환자를 무시하듯 대할 때 환자는 더 이상 말을 계속하기가 어렵다. 그러나 글루코사민에 대해서는 많은 연구가 있다는 사실을, 미국 정부가 수행한 임상시험에서도 효능이 입증되었다는 사실을 알게 되었지 않은가. 기죽을 필요 없다. 의사가 짜증을 내더라도 "선생님 처방하신 대로 약은 잘 먹고 있습니다. 글루코사민은 건강식품이니 해롭지도 않을 것 같아서 먹어보려고 하는데, 별 문제 없겠지요?"라고 당당히 물어보라.

글루코사민으로 알아보는 당신의 산수 실력

글루코사민 제품의 종류에 대해서는 앞에서도 일부 설명했다. 글루코사민을 골랐으면 이제 어떻게 먹어야 하는지 알아볼 차례다. 약품에는 용법·용량이 있다. 안 지키면 효과가 아예 없거나 부작용에 시달린다. 글루코사민은 식품이기 때문에 심각한 부작용은 없다. 반면에 글루코사민도 효과를 볼 수 있을 만큼 먹지 않으면 먹으나마나다.

건강기능식품도 결국은 식품이다. 약품처럼 하루 복용량을 따진다는 게 우습기도 하다. 그러나 필요 없이 많이 먹으면 낭비다. 몸에 필수적인 비타민도 많이 먹으면 해로운 것과 마찬가지다. 이 장에서는 똑똑한 소비자들을 위해 초등학교 산수과정을 활용한 복용방법을 소개한다. 머리 아픈 게 싫은 소비자들은 중간을 대충 뛰어넘고 다음 소제목으로 넘어가셔도 되겠다.

글루코사민도 적당한 용량이 있다. 다행스럽게도 글루코사민에 대한 연구가 많아 어떤 정도를 먹어줘야 효과가 있는지 제법 잘 알려져 있는 편이다. 지금까지 나온 연구결과를 종합해볼 때 글루코사민황산염을 기준으로 하루 약 1,500mg을 섭취하면 효과를 발휘한다. 전문가들은 글루코사민황산염 500mg 캡슐을 하루에 세 번 복용하라고 권한다. 글루코사민황산염의 글루코사민 함량은 63%이므로 315mg의 글루코사민이 들어 있다. 하루에는 글루코사민 약 945mg을 먹으면 된다는 계산이 나온다.

국산 글루코사민 제품은 전부 글루코사민염산염이다. 따라서 먹는 양이 달라진다. 논문이나 보고서에 나오는 글루코사민황산염의 양을 글루코사민염산염의 양으로 환산하는 방법은 간단하다. 글루코사민황산염과 글루코사민염산염에 들어 있는 글루코사민 함량은 각각 63%, 83%이다. 따라서 글루코사민황산염 Amg과 똑같은 효과를 내는 글루코사민염산염의 양은 $(A \times 63/83)$mg이다.[39]

사용 설명서대로 한 번에 1캡슐 또는 2캡슐 먹으면 되지 복잡하게 무엇하러 계산하느냐고 생각할 수도 있겠다. 기업이 그렇게 믿을 만하고 알아서 다 챙겨주는 곳이라면 신경 꺼도 된다. 그러나 양심불량

---

39) 글루코사민황산염 Amg에 들어 있는 글루코사민은 $A \times 0.63$mg이고 글루코사민염산염 Bmg에 들어 있는 글루코사민은 $B \times 0.83$mg이다. 따라서 두 제품의 글루코사민의 양이 같다면 $A \times 0.63$mg$=B \times 0.83$mg이다. 따라서 글루코사민황산염 Amg과 같은 양의 글루코사민을 함유한 글루코사민염산염의 양 B는 $(A \times 63/83)$mg이다.

인 회사의 제품에는 하루 복용량 중에 환자에게 필요량보다 적은 원료가 들어 있는지도 모른다. 지금 당신이 먹고 있는 글루코사민 제품 하루분이 충분한 글루코사민이 들었는지 점검할 필요가 있다. 알아보려면 약간의, 아주 약간의 산수 실력이 필요하다.

글루코사민염산염의 글루코사민 함량은 약 83%다. 그렇다면 포장지에 써 있는 글루코사민 분말의 무게에 0.83을 곱하면 한 캡슐에 들어 있는 글루코사민 양을 알 수 있다. 하루에 3캡슐을 먹는 제품이면 다시 3을 곱하고, 6캡슐을 먹는 제품이면 6을 곱하면 된다. 이렇게 계산해서 나온 값이 945mg이거나 그 이상이면 글루코사민이 제대로 들어 있는 셈이다. 거꾸로 설명해서 복잡할 수도 있으니 제품 포장지를 예로 들어 설명해 보자. 표시사항에 보면 '용량' 이라는 항목이 있다. 여기에 Amg이라고 되어 있다고 가정하자. 이 캡슐 속에 Amg의 내용물이 들어 있다는 말이다. '성분' 항목에는 '글루코사민 분말 B%' 라고만 표시하거나, 친절한 회사의 경우, 괄호속에 '글루코사민 C%' 라고까지 첨부하기도 한다. 이 경우 해당 제품의 하루분에 함유된 글루코사민의 양은 다음 두 가지 방법 중 하나로 계산할 수 있다.

식1) 하루분에 들어 있는 글루코사민의 양(mg) = A×C×1/100×하루 복용 캡슐

식2) 하루분에 들어 있는 글루코사민의 양(mg) = A×B×0.83×하루 복용 캡슐

체중에 따라 용량을 세분화하기도 한다. 의약품의 용량을 정하는 데도 체중이 중요하다. 예를 들어 같은 성인이라 해도 45Kg 여성과 100Kg 남성에게 투여되는 항생제의 양은 다르다. 연구결과에 따르면

체중 1Kg당 글루코사민황산염 20mg(글루코사민 12.6mg)을 기준으로 한다. 이 계산법을 적용하면 60Kg 성인은 하루 1,200mg의 글루코사민황산염이 적당하다. 국내에서 판매되는 글루코사민염산염 기준으로 계산하면 〈각주 32번〉의 방법대로 1,200×(63/83)mg 즉 911mg이다. 하루에 '글루코사민(염산염)' 분말 911mg을 먹으면 된다는 뜻이다. 한 캡슐에 든 중량이 Amg이고 글루코사민 분말의 비율이 B%라면 하루 복용해야 할 캡슐 수는 다음과 같다.

60Kg 성인이 복용해야 할 캡슐 수 = 911/(A×B/100)

〈표7〉 체중에 따라 필요한 하루분 글루코사민염산염 분말의 양

체중(Kg)	글루코사민분말의 양(mg)
45	683
50	759
55	835
60	911
65	987
70	1,063
75	1,139
80	1,214
85	1,290
90	1,366
95	1,442
100	1,518

복용은 식후에 하든 식전에 하든 크게 관계는 없다. 하루 3회 복용하는 건강식품은 보통 식사 후에 먹는다. 특별히 이유가 있는 것이 아

니라 복용을 잊어버리지 않기 위해서다. 식사 후 먹으라고 하면 잊어버리지 않고 하루 세 번 복용하기가 수월하다. 식전에 먹어도 큰 문제는 없다. 식전에 먹어서 부담이 생기면 식후에 섭취한다. 세 번이 번거로우면 아침저녁으로 하되 양을 늘리면 된다. 한 번에 2캡슐씩 하루 세 번 복용하는 것이라면 아침저녁으로 한 번에 3캡슐을 먹어도 된다.

한편 콘드로이틴이나 녹색입홍합 분말 등 관절에 좋다는 다른 성분이 들어 있으면 글루코사민 함량이 적어도 효과가 동일하다고 선전하는 제품들도 있다. 그럴듯하게 들리기는 한다. 그러나 녹색입홍합 분말을 일정량 첨가하면 글루코사민을 줄여도 마찬가지 효과가 있다는 내용은 아직 과학적인 증거가 부족하다. 글루코사민과 녹색입홍합의 활성성분은 서로 작용방법이 다르기 때문에 둘 다 들어 있다고 해서 각각의 양을 줄일 수 있는 것은 아니다. '글루코사민황산염 1,500mg+ 콘드로이틴황산염1,000mg'이 효과가 좋다는 내용은 의학적으로 상당한 증거를 확보했다. 통증이 있는 환자라면 일단 글루코사민 권장용량대로 복용을 시작한다. 증세가 호전되면 용량을 차차 줄여 나간다.

효과 없어도 6주는 버텨라

콘드로이틴의 경우 원칙은 콘드로이틴황산염으로 200~400mg 캡슐을 하루에 2~3회 복용하거나 또는 800~1,200mg을 하루 1회만 먹는다. 앞에서도 설명했듯이 국산은 콘드로이틴황산염이 들어 있는 건강기능식품이 없다.

국내 소비자들은 대부분 글루코사민 단독 제품(글루코사민분말 100% 제품)이나 복합성분 제품을 구입한다. 일단 시작하는 양은 글루코사민황산염 500mg을 하루 세 번 복용한다. 글루코사민 염산염 역시 1500mg으로 시작하거나 좀 덜 먹어도 된다. 앞에 나온 식을 이용하면 1,500×(63/83)=1,139이니 약 1,140mg을 복용하면 된다.

복용 횟수는 하루에 두 번 또는 세 번이 좋다. 하루치 용량을 한 번에 먹어도 된다. 그러나 소화기능이 좋지 못하면 위장관에 부담을 줄 수 있으므로 2, 3회로 나눠 먹는 것이 일반적이다.

중요한 것은 꾸준히 용량을 지켜 먹어야 한다는 점이다. 의약품은 늦어도 며칠 안에 강력한 효과가 나타나는 반면 글루코사민은 서서히 작용한다. 복용한 지 2주 정도 지나면 효과가 어느 정도 나타난다. 어떤 사람은 1~2주 만에 효과가 나타나지만 어떤 사람은 초기 2개월 정도는 특별한 변화를 느끼지 못할 수도 있다. 처음에 아무런 변화가 없더라도 복용을 계속한다. 일반적으로 6~8주 정도까지 기다려 보라고 한다. 그 정도 복용했는데도 아무런 변화가 없다면 복용하던 제품은 별 도움이 못 된다는 뜻이다. 그러나 글루코사민 자체가 효과가 없다고 단정할 필요는 없다.

6주 후에도 변화가 없다면 일단 용량을 두 배로 늘려 본다. 몇몇 연구에서는 용량을 늘리면 효과가 나타나는 사례가 보고되기도 했다. 용량을 늘리고 나서 2주~4주 이상 경과했는데도 아무런 변화가 없다면 그 제품은 다른 환자들에게 줘버려야 한다. 그러나 아직 글루코사민을 포기하기는 이르다.

제대로 챙겨 먹으려면 글루코사민 단독(66%)보다 콘드로이틴을 함께(78%) 투여했을 때 진통효과를 본 사람이 훨씬 더 많았다는 사실에 주목할 필요가 있다. '글루코사민 100%' 또는 복합성분 제품만으로 만족할 만한 효과가 없다면 콘드로이틴을 같이 복용해 본다. 콘드로이틴은 의약품이므로 약국에서 구입할 수 있다.

어떤 사람은 글루코사민염산염으로 효과가 없을지라도 글루코사민황산염에 잘 반응할 수도 있다. 글루코사민염산염이 효과가 없었다면 글루코사민황산염으로 바꿔서 변화를 관찰해 본다. 글루코사민황산염은 수입품에서 주로 쓰인다. 따라서 국산 글루코사민을 써서 효과가 없었을 때는 수입품을 써보는 것이 글루코사민 효능을 확인하는 좋은 방법이다.

수입제품은 케이블TV 홈쇼핑이나 할인점에서 구하기 어렵다. 믿을 만한 인터넷 쇼핑몰이나 수입업체 또는 약국에서 구입할 수 있다. 건강식품을 전문적으로 취급하는 약사에게 어떤 제품을 선택할지, 구입 경로는 무엇인지 상담을 받아보는 것도 좋다.

효과 좋다고 마냥 먹어서는 곤란

미국 정부가 수행한 임상시험에서 글루코사민/콘드로이틴을 복용한 환자들 중 80%가 효과를 봤다. 아마 국내 환자들에게서도 효과는 비슷하리라 싶다. 콘드로이틴 복용량이 부족해서 효과가 약간은 낮을 것이라는 짐작은 가능하지만.

복용한 지 약 2주가 지나면 효과가 서서히 나타나기 시작한다.

통증이 줄어들면 진통제를 덜 먹어도 일상생활을 무리 없이 할 수 있다. 약을 덜 먹어도 되겠다 싶으면 의사와 상담에 따라 약물을 조금씩 줄여 나가도록 한다. 상태가 더 호전되면 글루코사민의 양도 조금씩 줄이도록 한다. 약물치료와 글루코사민 복용을 병용하면서 운동요법을 꾸준히 하는 것이 중요하다. 통증 없이 잘 유지가 된다면 글루코사민을 하루에 한 캡슐 또는 이틀에 한 캡슐로 줄인다. 양을 줄이라고 하는 이유는 계속 많은 양을 복용하면 장기적으로 효과가 오히려 떨어질지 모르기 때문이다. 또 아무리 식품이라 하더라도 지나치게 많은 양을 오래 복용하면 자가면역 등 부작용 유발 가능성을 높일지도 모른다는 우려가 있다. 글루코사민 양을 줄인 후에 통증이 재발하면 다시 원래대로 늘렸다가 가라앉으면 다시 양을 줄인다. 원칙은 효과를 나타내는 최소 용량을 복용하는 것이다.

글루코사민의 좋은 점은 식품이라 장기 복용의 부담이 없다는 점이다. 관절의 통증이 호전되었다 하더라도 중단하지 말고 양을 줄여서 지속적인 유지요법을 쓰면 관절이 더 이상 닳는 것을 차단하거나 닳는 속도를 상당히 지연시킬 수 있으리라고 기대된다.

제9장

글루코사민도 부작용 우려 있다

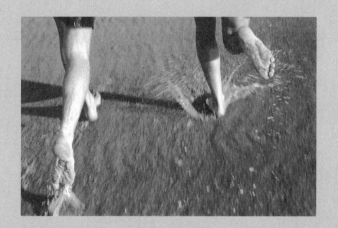

당뇨병 · 천식환자는 각별한 주의를

글루코사민이 환영받는 이유는 효과도 효과지만 부작용이 없다는
장점 때문이다. 기존 관절염 치료제의 가장 큰 문제점은 위장관 장애,
위내 출혈 등 부작용이었다. 또 소염작용과 진통효과는 있지만 연골
이 닳는 것을 전혀 막아주지 못한다는 한계가 있었다.

글루코사민은 식품으로 소화기 부작용이 거의 없다. 복용한 환자들
가운데 일부가 소화장애가 있다고 했다. 이들은 원래 위장관계 질환
이 있던 환자들이 대부분이라고 한다. 그러나 세상에 모든 사람에게
100% 안전한 식품이란 없다.

우선 식품에도 알레르기라는 게 있다. 달걀이나 콩이 아무리 완전
식품이라 해도 알레르기나 아토피의 중요한 원인이 된다는 것은 상식
이다. 글루코사민의 원료는 게, 새우 등 갑각류의 껍질이다. 따라서
게 알레르기가 있는 사람은 글루코사민을 복용하고 알레르기 반응을

일으킬 가능성이 있다. 글루코사민 분말은 게/새우 알레르기가 있는 사람에게도 알레르기 반응을 일으키지 않는다는 소규모 연구가 있긴 하다. 따라서 알레르기 유발 가능성은 낮아 보인다. 요오드 성분에 과민반응을 보이는 사람도 주의해야 한다. 국산 제품에는 많지 않지만 글루코사민요오드염을 원료로 쓰는 경우도 있기 때문이다.

임상시험에서 가짜약(알약 모양 설탕)을 받은 사람이나 글루코사민을 받은 사람이나 "부작용이 나타난다"고 답한 사람의 수가 비슷했다. "약 비슷한 걸 먹었더니" 속이 거북한 증세가 생겼으나 사실은 약이 아니었다. 이는 약을 먹었다는 심리적인 효과가 만들어 낸 부작용이다. 글루코사민이나 가짜약이나 부작용이 생긴 사람 수가 비슷했다는 결과로 볼 때 글루코사민으로 인한 특별한 부작용은 없는 것으로 판단된다.

글루코사민으로 인한 부작용을 말할 때 가장 먼저 떠오르는 것이 혈당문제다. 글루코사민이라는 이름은 '글루코스+아민' 이라는 뜻이다. 글루코스(glucose), 바로 포도당을 뜻한다. 글루코사민을 하루에 2,000mg씩 매일 먹어댄다면 혈당에 영향을 미치지 않을까. 건강한 사람에게는 아무것도 아닌 양이다. 문제는 심한 당뇨병이 있는 관절염 환자다. 관절염 환자는 노인층이 훨씬 더 많고 당뇨병 역시 중년 이상에서 많다. 당뇨병 환자이면서 관절염 증세가 심한 노인들이 적지 않다. 노인 당뇨병 환자 가운데는 오랫동안 질병이 진행되어 먹는 혈당강하제로도 혈당 조절이 잘 안 되는 경우가 있다. 글루코사민이 혈당 수치를 변화시키는지는 아직 정확하게 밝혀지지 않았다. 영향을 미친다는 연구와 그렇지 않다는 보고서가 둘 다 있다. 따라서 당뇨병이 있

는 사람이 글루코사민을 먹기 시작할 때에는 혈당수치에 변화가 없는지 주의 깊게 살펴야 한다.[40]

천식환자의 경우에도 주의가 필요하다. 글루코사민/콘드로이틴을 복용한 후 천식 발작을 일으켰다는 보고들이 여러 차례 있었다. 천식을 앓았던 경험이 있거나 천식 환자는 글루코사민을 처음 복용할 때 각별한 주의가 요구된다. 미국에서는 심지어 천식환자는 의사의 지시나 감독 없이 임의로 글루코사민을 복용하지 말아야 한다고 권고한다.

면역 작용에 변화를 일으킨다는 주장도 있다. 그러나 증거가 충분하지 않다.

젊은 여성이 글루코사민을 먹는 경우는 드물다. 그러나 관절 통증을 호소하는 30대들도 늘어나는 추세다. 대체로 '안전한' 글루코사민이지만 임산부들에게는 어떨까. 임산부들은 몸이 아파도 약을 제대로 못 먹는다. 무릎 관절이 약한 임산부들에게 약보다 안전한 글루코사민이 더 낫다고 지레짐작할지도 모르겠다. 그러나 글루코사민이 태아나 모유를 먹는 아이에게 어떤 영향을 미치는지 제대로 연구된 바가 없다. 차라리 태아에 영향이 거의 없다고 인정된 진통제를 먹는 것이 더 마음 편한 일이다. 관절에 통증이 있더라도 임신부나 수유부에게 글루코사민이 권장되지는 않는다.

---

40) 미국 국립보건원 의학 데이터베이스.
   http://www.nlm.nih.gov/medlineplus/druginfo/natural/patient-glucosamine.html

혈압약 종류따라 조심

요즘에는 나아졌지만 몸살 같은 별것 아닌 일로 병원을 찾더라도 서너 가지나 되는 약을 주던 때가 있었다. 이병저병 앓고 있는 노인들의 약봉지는 알록달록한 약으로 가득했다. 병원을 두 군데쯤 다니는 노인은 숫제 한 주먹이나 되는 약을 먹어야 할 정도로 종류가 많다. 여러 가지 합병증에 시달리는 노인에게 필요한 약이 많기는 하다. 하지만 치료에 필수적인 약물 외에도 소화제 따위가 일률적으로 들어가는 경우도 적지 않았다. 병원 두 곳에서 약을 받으면 한 번에 소화제만 2~3종을 먹게 되는 일도 흔했다. WHO는 한 번에 5종류 이하로 처방할 것을 권고한다. 몇 년 전까지만 해도 한국은 이 원칙이 전혀 지켜지지 않았다.

약 그 자체로서는 환자에게 부작용을 일으키지 않다가도 다른 약을 추가로 먹을 때에는 문제가 생길 수 있다. 한 약물이 다른 약물의 작용을 방해하면 약물의 효과가 줄어들거나 없어진다. 필요없는 작용을 강화시켜 부작용이 나타나게 할 수도 있다. 이런 현상을 상호작용이라고 한다. 예를 들어 아스피린은 그 자체로서 부작용이 거의 없다. 그런데 혈관이 막히는 것을 방지하기 위해 항혈액응고제(혈액응고를 방해하는 약물)를 복용하고 있는 사람이 아스피린을 먹으면 상처가 났을 때 출혈이 멈추지 않거나 위내 출혈이 생겨 통증을 일으킬 수 있다. 아스피린 등 비스테로이드성 소염제는 혈소판 합성을 억제하기 때문에 출혈을 일으킬 소지가 있으나 정도가 약해서 크게 문제가 되지 않는다. 하지만 쿠마딘[41] 같은 항혈액응고제와 같이 먹으면 애기가 달라진다. 이런 현상을 약물의 상호작용이라고 한다.

글루코사민은 약이 아니기 때문에 상호작용을 일으킬 가능성이 낮다. 그러나 전혀 없지는 않다. 때로는 식품이 약품의 흡수를 방해하거나 효과를 억제하는 일이 흔하다. 일부 항생제는 우유와 같이 먹으면 효과가 크게 줄어든다.

글루코사민은 이론상 출혈 경향을 높일 가능성이 있다. 눈치 빠른 독자라면 글루코사민이 소염제와 비슷하게 통증을 줄여준 것처럼 상호작용도 비슷하리라고 짐작할 수 있다. 염증을 억제하는 아스피린이 출혈 경향을 높이는 것처럼 항염증작용이 있는 글루코사민도 마찬가지 성질이 있을 것으로 추정된다. 혈전응고제 등 출혈 경향을 증가시키는 약물을 복용하고 있는 사람에게서 출혈 가능성을 더 높일지도 모른다. 만약 이런 현상이 실제로 일어난다면 상처가 났을 때 지혈이 안 되거나 위내 출혈이 계속될 수 있다.

퇴행성관절염 환자 가운데 상당수는 고혈압도 같이 앓고 있다. 고혈압은 관절염과 마찬가지로 장년층 이상에서 많다. 고혈압 약물 가운데 이뇨제(소변을 배출해서 혈압을 떨어뜨림) 종류는 글루코사민의 부작용 가능성을 높인다는 보고가 있었다. 이뇨제 혈압약은 '라식스'라는 상품명으로 유명한 푸로세마이드(furosemide) 성분 등이 있다.[42] 이 외에도 이뇨제 혈압약은 수십 가지 상품이 있다. 혈압약을 먹고 있다면 의사나 약사에게 이뇨제 혈압약이 있는지 확인하도록 한다. 만약

---

41) 쿠마딘은 대표적인 제품명이며 성분명은 와파린(warfarin)이다. 같은 성분의 약품으로는 쿠마딘 외에 대화 와르파린나트륨정, 왈파정 등이 있다.
42) 푸로세마이드 성분 혈압약 제품은 다음과 같다. 다이릭스정, 라섹드정, 라식스정, 하비스주, 후릭스정, 후세드현탁액.

이뇨제 혈압약을 복용하는 중에 글루코사민을 먹기 시작했다면 몸에 이상반응이 없는지 주의 깊게 살핀다.

글루코사민은 다른 건강식품과 같이 먹어도 큰 문제가 없는 것으로 알려져 있다. 다만 당뇨병 환자의 경우 아르기닌, 에페드라(ephedra)와 같이 혈당에 영향을 미치는 건강식품을 글루코사민과 같이 먹는다면 혈당 조절이 제대로 되는지 더 신경을 써야 한다.

일반적인 원칙은 다음과 같다. 새로운 약이나 건강식품을 먹으려고 할 때에는 의사와 약사에게 문제가 없는지 문의하는 것이 원칙이다. 먹기 시작하면 기존에 없던 반응이 있는지 살핀다.

이상 반응이 생기면 일단 복용을 중지하고 증상이 계속되는지 지켜본다. 복용을 중지한 후에 증상이 사라진다면 글루코사민이 원인이므로 주의가 필요하다. 며칠 후 복용량을 1/2 정도로 줄여서 다시 시작한다. 예를 들어 권장용량이 하루 3캡슐이라면 1.5캡슐을 2회로 나눠서 복용하는 식으로 줄인다. 별 문제가 없다면 계속 복용하면서 권장용량까지 늘려도 된다. 그러나 다시 똑같은 이상반응이 생기면 해당 제품은 몸에 맞지 않는 것이므로 다른 회사의 제품으로 바꿔서 복용한다.

건강식품이나 화장품을 쓰다가 이상 반응이 나타났다고 판매자에게 상담하면 '명현현상(瞑眩現象)' 때문이라며 "조금만 참으라"고 한다. 인체의 노폐물이 빠져 나가거나 상태가 좋아지는 과정에서 일시적으로 과민반응이 나타나는 것이므로 계속 사용하면 자연히 없어진다고 설명한다. 주로 방문판매 또는 다단계 판매자에게서 자주 들을 수 있는 설명이다. 자칫 큰 위험을 초래할 수 있는 대답이다. 과민반응이 나타나면 '일단 정지' 하는 것이 상식이다. 욕실에 있는 샴푸나 린스 뒷면을 보면 아주 잘 설명해 놓았다. "본 제품을 사용하여 다음과 같이 이상이 있을 경우는 사용을 중지할 것이며, 계속 사용하면 증상을 악화시키므로 피부과 전문의 등에게 상담할 것." 간단한 원칙인데도, 소비자들은 장사치의 말을 너무 잘 믿는 경향이 있다.

콘드로이틴에 대해서는 부작용에 대한 연구가 불충분하다. 글루코사민과 작용이 비슷하기 때문에 부작용도 비슷하리라고 짐작할 뿐이다. 일단 부작용 자체가 거의 보고되지 않았다. 글루코사민과 마찬가지로 항혈액응고제, 아스피린 등 소염진통제와 함께 사용했을 때 출혈 경향이 증가할 가능성이 있다.

제10장

글루코사민 복합제, 뭐가 들어 있나

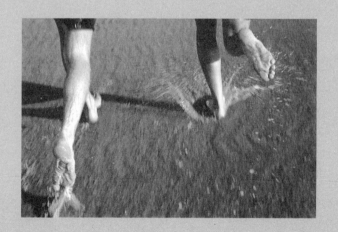

마오리족은 관절염 환자가 없다는데

  인기 있는 글루코사민 제품에는 약방에 감초격으로 들어가는 원료로 상어연골추출물 분말(상어연골 분말)과 녹색입홍합 추출물이 있다. 보스웰리아도 빠지지 않는다.

  상어연골추출물 분말은 값비싼 콘드로이틴 대용으로 쓴다고 했다. 물론 효과는 콘드로이틴에 한참 못 미친다. 하지만 앞서 얘기한 대로 콘드로이틴은 의약품으로 건강기능식품에 쓸 수 없다. 건강기능식품 업체들은 콘드로이틴 대신 상어연골 성분을 쓰거나 진짜 콘드로이틴을 넣고도 '상어연골추출물'이라고 표시해 식품의약품안전청의 규제를 피해 간다. 규제를 따르자니 효과가 떨어지고, 효과를 좋게 하자니 법을 어기게 되는 꼴이다. 그러다 보니 글루코사민과 콘드로이틴이 모두 함유된 국산 건강기능식품은 거의 없다.

  녹색입홍합(Green-lipped mussels)이라는 건강기능식품은 지난 2001

년에 국내에 소개됐다. 처음 나온 상품명은 호주에서 수입된 '리프리놀(Lyprinol®)' 이다.

녹색입홍합은 앞에 '뉴질랜드산(産)' 이라는 말이 따라다닌다. 녹색입홍합의 성분이 관절건강에 도움을 준다고 알려진 계기는 뉴질랜드 원주민 마오리족이다. 서구인들은 해변에 사는 마오리족 주민들 가운데는 관절염 환자가 거의 없다는 사실을 발견했다. 원인은 마오리족이 자주 먹는 녹색입홍합이라는 것을 알게 되었다.

녹색입홍합의 효능에 대해서는 글루코사민에 비해 연구가 턱없이 부족하다. 특허로 보호받는 의약품이 아니라 식품이기 때문에 임상시험이 활발하지 못하다. 리프리놀을 판매하는 기업이 영연방 국가들을 중심으로 실시한 몇 차례 연구에서 녹색입홍합에 함유된 어떤 활성성분들이 관절염의 염증상태를 완화하는 것으로 나타났다. 영국과 뉴질랜드 연구진은 녹색입홍합을 복용한 퇴행성관절염 환자의 약 70%에서 염증이 줄어들고 관절을 부드럽게 하여 통증을 완화한다는 결과를 얻었다.

녹색입홍합에는 이티에이(ETAs, eicosatetraenoic acids) 종류에 속하는 독특한 불포화지방산 성분이 들어 있다. 이 성분은 염증반응을 일으키는 루코트리엔(leukotrienes)이 만들어지는 효소의 작용을 차단한다. 따라서 퇴행성관절염과 류마티스성관절염의 염증을 억제하는 것으로 알려져 있다.

녹색입홍합의 활성 성분은 글루코사민과 다른 작용을 하기 때문에 함께 먹더라도 각각의 효과를 나타낸다. 같이 먹으면 효과가 더 좋을 수 있다는 뜻이다. 그러나 글루코사민 복합제품에 들어 있는 녹색입홍합 추출물에 염증 억제효과가 있다고 보장하기는 어렵다. 전문가들은 녹색입홍합 추출물이라도 특유의 ETA 성분이 없는 것은 염증 억제효과가 없다고 한다. 그러나 활성 성분이 있는지는 소비자가 전혀 알 수가 없다. 녹색입홍합 추출물을 수입해서 글루코사민 복합제품을 생산하는 국내 기업들도 모른다.

녹색입홍합에서 활성 성분을 추출한 제품이 리프리놀이다. 글루코사민 복합제품으로 효과를 보지 못한 환자는 '글루코사민+콘드로이틴' 또는 '글루코사민+리프리놀'을 써보기를 권한다. 리프리놀은 초기에 하루 1,000mg으로 복용을 시작해서 증상이 호전되면 350mg~700mg선에서 유지한다.

글루코사민 복합제품에 으레 들어가는 또다른 성분이 보스웰리아(Boswellia)다. 기독교인이 아니더라도 신약성서에 나오는 '동방박사 세 사람' 이야기를 한 번쯤은 들어서 알고 있으리라. 동방박사 세 사람이 아기 예수를 찾아 뵙고 드리는 예물 세 가지가 황금, 유향, 몰약이다. 이 가운데 유향(乳香)이 바로 보스웰리아를 가리킨다. 유향은 인도와 근동지방, 북아프리카 원산의 오스웰리아 나무에서 얻는 고무수지를 말한다. 관절염에 좋다고 알려진 보스웰리아는 특히 인도산 유향을 가리킨다.

보스웰리아는 항염증 효과가 있어서 오래 전부터 귀하게 여겨졌다. 민간에서는 관절염에 효능이 있다고 하지만 과학적으로는 아직 불분명하다.

글루코사민의 후원자, 비타민C

비타민C는 이런저런 이유로 중요성을 인정받고 있다. 대표적인 항산화제로써 노화를 막고 암을 예방한다. 관절염에도 물론 도움이 된다. 지금까지 연구결과를 종합하면 비타민C는 그 자체로 퇴행성관절염의 진행을 막는 효과가 있다.

비타민C는 콜라겐이라는 결합조직을 합성하는 데 중요하게 작용한다. 결합조직이란 피부나 근육, 인대, 연골 등 인체의 형태를 유지하는 조직을 말한다. 콜라겐 합성이 부족하면 피부가 노화된다는 데서 착안, 콜라겐 화장품을 개발하기도 했다. 콜라겐은 연골의 주요한 성분이다. 비타민C는 연골뿐 아니라 뼈, 피부, 혈관 등 인체의 여러 조직을 형성하고 수리하는 데 결정적인 역할을 한다.

비타민C의 항산화 작용도 관절염의 진행을 막는 데 효과가 있을 것으로 예상된다. 인체의 대사과정에서 생기는 활성산소(free radical)는 독성이 강해 주변 조직을 파괴한다. 활성산소가 연골을 파괴해서 관절염이 발생한다고 보는 학자들이 많다. 비타민C와 같은 항산화제는 활성산소를 제거한다.

글루코사민 복합제제에도 비타민C가 곧잘 들어 있다. 비타민C가 관절염 진행을 막는 효과도 있지만 무엇보다 글루코사민의 흡수와 효율을 높이기 때문이다. 비타민C가 글루코사민의 효과를 더 높여주므로 아예 같이 들어 있는 경우가 많다. 보통 비타민C의 하루 필요량은 약 100mg 정도다. 관절염 환자들은 하루 약 500mg 정도의 비타민C를 식품과는 별도로 섭취하는 것이 좋다고 한다.

칼슘 역시 글루코사민 복합제제에 들어가는 경우가 많다. 관절염은 1차적으로 연골이 닳아 없어지는 질환이긴 하지만 뼈의 건강과도 관련이 있다. 관절염에 걸리면 뼈에 직접 마찰력과 충격이 전달되어 뼈 표면이 거칠게 되는 등 변형이 일어난다. 간접적으로는 통증 때문에 운동량이 줄어들어 뼈가 약화되므로 골다공증의 위험도 높아진다. 따라서 관절염 환자들은 칼슘을 충분히 섭취하여 뼈가 약화되지 않도록 해야 한다.

제11장

제품 고르기 시작

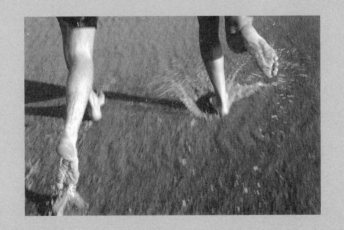

광고에서 건강정보를 얻겠다니……

"날씬한 몸매를 원하십니까?"

이렇게 시작하는 운동기구 광고를 기억하시는지. 이 업체는 케이블 TV에서 하루에도 수십 번씩 "날씬한 몸매"를 만들라고 광고한 덕에 온 나라에서 그 특유의 음성과 문구를 모르는 사람이 없을 정도였다. 케이블TV가 생기고 나서 유통업계는 엄청난 가능성을 가진 새로운 장터를 십분 활용했다. 대기업들은 하나씩 채널을 꿰차고 24시간 안방을 파고든다.

케이블방송에서만 볼 수 있는 광고가 또 있다. 홈쇼핑과 유사한 포맷으로 진행되기도 하고 아예 자료화면과 방송인○○○의 추천으로 구성된다. 추천인은 주로 원로 탤런트들이다. '내가 써봤더니 진짜 좋더라'는 식이다. 홈쇼핑 방송보다는 길이가 짧다. 지상파 방송 광고보다는 훨씬 길게 2~3분 가량 방송되는 것이 보통이다. 특정 홈쇼핑 채널에서 제작, 방송하는 것이 아니라 유통업체가 제작하여 여러 채널에서 내보낸다. 바로 '인포머셜(Informercial)' 이라는 형식의 광고다.

인포머셜이라는 말은 '정보'를 뜻하는 영어단어 인포메이션(information)과 '광고'라는 뜻의 커머셜(commercial)이 결합된 용어다. 무엇인가에 대해 정보나 지식을 제공하면서도 광고를 한다는 뜻이다. 어차피 광고도 정보의 하나다. 굳이 정보라는 단어를 붙여서 특별한 내용이 있는 척하긴 해도 목적은 어디까지나 광고다.

인포머셜을 이용하는 제품으로는 운동기구, 의료기기, 건강식품 등 주로 건강에 관한 것들이 많다. 효능이나 기능에 대해 선전을 해 대자니 시간이 필요하다. 인포머셜은 광고보다는 길게 방송할 수 있고 비용도 덜 들어서 건강식품 광고형식으로 자리잡았다. 인포머셜 덕을 톡톡히 본 제품이 바로 글루코사민이다.

글루코사민 시장은 2005년 급성장했다. 사람들은 어떻게 정보를 얻고 어디서 구입했을까. 유통경로를 확인하면 소비자들이 과연 올바른 정보를 확인하고 제대로 선택을 했는지 짐작이나마 해볼 수 있다. 글루코사민에 대한 공식적인 시장자료는 없다. 기업별로 주로 이용하는 유통경로가 다르기 때문에 해당 기업들은 경쟁기업의 원료 수입량이나 캡슐 구매량 따위를 파악하여 간접적으로 시장조사를 한다. 인기 제품을 판매하는 한 기업이 파악한 자료에 따르면 국내 글루코사민 매출의 약 50%는 인포머셜을 통해서 이루어진다고 한다. 유치하고 별 볼일 없어 보이는 케이블TV 인포머셜이 시장의 절반을 형성하고 있는 셈이다. '네트워크 판매'로 불리기도 하는 방문판매가 약 20%를 차지하며 GS홈쇼핑이나 CJ홈쇼핑 같은 라이브 홈쇼핑에서 10%, 약국

10% 정도로 판매가 이루어진다. 온라인 쇼핑몰이나 할인점은 합쳐서 10%가 채 안 된다고 한다.

국내에서 건강식품을 광고하는 데 있어 인포머셜의 역할은 예상을 뛰어넘는다. 아예 인포머셜이 건강기능식품의 트렌드를 만들 정도라고 한다. 유통회사들이 어떤 아이템을 판매할지 컨셉을 정하고 그 컨셉에 따라 제품을 만들어 달라고 제조기업에 요청을 하는 일이 흔하다. 제조기업이 아니라 유통회사 주도로 제품이 개발되는 방식이다.

'매출 50%가 인포머셜'이 뜻하는 바는 소비자들이 정확한 정보보다는 광고에 영향을 받아서 제품을 선택하는 것으로 풀이된다. 인포머셜이 먹혀드는 이유는 노인 환자가 많기 때문이기도 하다. 어르신들은 인터넷이나 책을 통한 정보를 접하기가 상대적으로 어렵다. 글루코사민이 좋다는 소문을 듣다가 TV를 시청하면서 구입하게 되는 듯하다. 부모님 선물을 구입하려는 주부들도 쉽게 접하는 케이블방송을 보고 제품을 선택한다. 인포머셜 제품은 가격이 저렴하다는 경쟁력도 있다. 인포머셜이 커머셜(광고) 하나는 확실히 하고 있다.

인포메이션(정보)을 따지면 얘기가 다르다. 말이 인포머셜이지, 실상 제품선택을 위해 도움이 되는 정보는 거의 없다. 단지 '글루코사민이 관절에 좋다' '이 제품이 저렴하다' 정도가 내용이다. 특히 인포머셜에 등장하는 기업들은 유명 제약회사와 유사한 이름을 써서 소비자를 착각하게 하는 일도 흔하다. 일부러 속일 의도가 있었다고 단정할 수는 없지만 혐의는 다분하다. 광고만 믿고 수화기를 드는 것은 썩 바람직한 소비는 아니다. 그러나 광고가 아니라 제대로 된 건강식품 정보를 얻기란 쉽지 않은 일이다.

믿을 만한 정보는 우선 의사나 약사로부터 얻을 수 있다. 물론 환자의 상태보다는 장삿속이 앞서는 약국도 있으며 의사들은 글루코사민 자체에 관심이 없는 경우가 대부분이라 어떤 제품이 좋으냐는 질문에 대해 제대로 답할 수 있는 의사들이 많지는 않다.

건강식품이나 대안치료법에 대한 믿을 만한 정보를 광범위하게 갖춘 인터넷 사이트를 통해서도 정보를 얻을 수 있다. 대표적인 예가 미국 국립보건원(NIH)이나 관절염재단(Arthritis Foundation)이다. 이들 사이트에는 고급정보가 풍부하다. 안타깝게도 영어에 익숙치 않으면 아무 소용이 없다.

광고보다 라벨을 믿으라

먼 데서 답을 찾을 필요가 없다. 소비자들이 가장 쉽게 그리고 의미 있는 정보를 얻을 수 있는 방법은 가까이 있다. 바로 글루코사민 제품 포장에 인쇄된 '표시사항'이다. 표시만 제대로 이해한다면 제품에 대해서는 상당한 지식을 갖게 된다. 광고보다는 라벨을 믿는 것이 더 안전하다. 물론 제조기업이 거짓 표시를 할 수도 있다. 이는 범죄행위로서 누구라도 알기 어렵다. 작심하고 속이는 데야 누가 당하겠는가. '날고 기는' 사람들이 만드는 과학잡지 〈사이언스〉도 황우석 팀에게 두 번이나 속았다. 이런 예외적인 경우를 제외하고는 제품에 대한 대개의 정보는 라벨에 들어 있다.

표시란 그 제품에 대한 정의이자 신분증과 같다. 식품이나 의약품의 표시는 제품의 필수정보를 쉽고 정확한 용어로 풀어놓은 것이다.

식약청은 표시해야 할 사항을 엄격하게 정해놓고 있다. 포장지 표시 사항 즉 라벨을 통해 얻을 수 있는 정보는 꽤 많다. 이제 라벨을 들여다보자.

(1) 누가 만들었는가

제조회사의 정확한 명칭이 무엇인지 확인한다. 유명 제약회사와 이름은 비슷해도 전혀 상관없는 경우도 적지 않다. 다른 회사의 지명도에 슬쩍 올라타려는 기업에 대해서는 일단 의심이 갈 수밖에 없다. 진짜 유명 회사 상표를 달고 있다고 하더라도 반드시 그 기업이 제조했다는 것을 의미하지는 않는다. 실제로 상표만 유명기업이고 제조는 영세업체에서 한 경우도 적지 않다.

유명 브랜드라고 해서 제품의 질이 보장되지는 않는다. 그러나 의약품에 비해서 상대적으로 규제가 덜하기 때문에 기업이 소비자를 속이기도 쉽다. 어느 정도 규모가 있고 오래된 브랜드를 고르는 것이 엉터리 제품을 구입할 위험을 줄이는 방법이다. 광고를 안 하더라도 신뢰할 수 있는 기업이 만든 제품을 선택하는 것이 안전하다.

(2) 글루코사민이 충분히 들어 있는가

제8장의 '산수' 부분을 뛰어넘지 않고 다 읽었다면 글루코사민 양을 계산하는 방법에 대해 대충 감을 잡을 수 있다. 여기서는 간단히 다시 살펴보겠다. 하루 필요한 글루코사민의 양은 글루코사민으로 약 950mg이다. 함량이 '글루코사민 분말' 기준인지, 글루코사민 기준인지 확인하면 한 캡슐에 글루코사민이 얼마나 들었는지 알 수 있다. 실

례를 통해 확인해 보자.

■ 글루코사민 분말 또는 글루코사민염산염 기준으로 표시된 경우

L사 ○○○글루코사민

350mg×180캡셀, 성분 글루코사민 분말 75% 해조칼슘 11% 상어연골추
출 분말(콘드로이틴 함유), 콜라겐, 녹색홍합추출분말

350mg은 캡슐 안에 들어 있는 전체 무게를 뜻한다. '글루코사민 분말' 기준으로 75%이니 글루코사민이 75% 들어 있는 것이 아니다. 국산 제품에서 글루코사민 분말은 보통 글루코사민염산염을 말한다. 글루코사민염산염 중 글루코사민의 함량은 83%이다. 따라서 글루코사민의 양은 다음과 같다.

글루코사민의 양 = 350mg×0.75×0.83 = 218mg

L사의 글루코사민 한 캡슐에 들어 있는 글루코사민의 양은 218mg이다. 따라서 950mg을 복용하려면 하루에 5캡슐 이상을 먹어야 한다는 뜻이다. 실제로 이 제품은 하루 권장복용량이 6캡슐이다.

■ 글루코사민 기준으로 표시된 경우

미국 수입품 C사 ○○○ ○○○글루코사민

1,000mg×60캡셀, 성분 글루코사민 38.5%, 상어연골추출물 6.67%, 연어
유 13.4%, 보스웰리아 5%, 초록입홍합추출물 1.7%

1,000mg은 캡슐 안에 들어 있는 전체 무게를 뜻한다. '글루코사민'

기준으로 38.5%이므로 글루코사민이 한 캡슐 당 385mg이 들어 있다. 950mg을 복용하려면 하루에 3캡슐 이상을 먹어야 한다는 뜻이다. 그런데 이 제품을 수입한 회사에서는 하루 1캡슐만 먹어도 된다고 광고하고 있다. 글루코사민을 처음 복용하는 경우에는 하루 950mg의 원칙을 지키는 것이 좋다. 일단 증세가 호전된 이후에 용량을 줄여나가도록 한다.

(3) 복합제라면, 콘드로이틴이 얼마나 들었는가

앞에서 설명한 대로 글루코사민 단독보다는 콘드로이틴을 함께 먹는 것이 더 좋다. 이왕 글루코사민 복합제를 먹기로 했다면 콘드로이틴 함량이 높은 것이 좋다. 그러나 국산 복합제품에는 콘드로이틴이 들어 있는 것이 아니라 상어연골 성분이 들어 있다. 상어연골 원료도 두 가지가 있다. 상어연골 분말과 상어연골추출 분말이다. 상어연골추출 분말이 콘드로이틴 함량이 높고 훨씬 고가이다.

(4) 복합제라면, 비타민C가 들어 있는가

비타민C는 항산화 작용이 있어 관절이 파괴되는 것을 막는다. 또 연골, 근육, 인대 조직을 형성하고 수리하는 데 중요한 역할을 한다. 특히 글루코사민의 흡수를 돕고 효과를 증대시키기 때문에 비타민C를 충분히 섭취할 필요가 있다. 시중에는 아예 비타민C를 함유한 글루코사민 제품들이 많이 나와 있다.

(5) 원료에 대한 정보는 얼마나 상세한가

표시를 얼마나 상세하고 친절하게 했는지 그 자체도 중요한 기준이다. 제품에 자신이 있으면 그것을 알리고 싶어서라도 상세히 표시한다. 표시를 성실하게 하는 것은 소비자 관점에서 제품을 제조·판매하는 기업이라는 증거다.

(6) 유통기한 표시는 믿을 만한가

몇 년 전에 건강식품 회사를 운영하던 분으로부터 이런 얘기를 들은 적이 있다. 제품이 유통기한이 지나서 반품되거나 기한 안에 판매를 못하면 유통기한을 지우고 다시 찍었다고 한다. 영세한 식품기업에서 이와 유사한 일이 일어난다는 보도도 여전히 계속되고 있다. 제품을 구입하려고 할 때나 구입한 후에는 유통기한이 정확하고 또렷하게 찍혀 있는지, 지운 흔적은 없는지 확인해야 한다.

제12장

글루코사민만으로는 부족하다

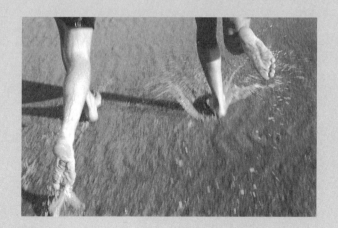

5Kg 늘면 45Kg 짓누르는 격

하이힐이 발 건강에 안 좋다는 것은 상식이다. 발꿈치가 높고 앞이 좁은 신발을 오래 신으면 엄지발가락이 심하게 바깥쪽으로 휘기도 한다. 젊었을 때 하이힐을 오래 신었다는 여성의 발 엑스선 사진을 보면 발가락뼈가 심하게 휘어 있다. 하이힐은 발가락뼈 말고도 다른 부위에도 영향을 미친다. 체중이 발전체에 정상적으로 분산되어 실리는 것이 아니라 특정 부위에 집중되기 때문에 발목과 무릎 관절의 내부에 더 큰 부담을 준다. 의료진들은 여성이 관절염 환자가 더 많은 데는 하이힐도 한 몫을 한다고 예상한다.

관절의 각 부위에 쏠리는 압력이 지나치면 연골이 더 빨리 닳는다. 체중이 많이 나가면 굽 높은 신발을 신은 것과 마찬가지로 관절 부위에 실리는 하중이 커지고 연골을 누르는 압력도 상대적으로 커진다. 실제로 비만이나 과체중인 경우에 관절염 환자가 더 많다. 무릎관절염의 원인이 대부분 비만이나 과체중이라는 연구 보고도 있을 정도다. 퇴행성관절염 환자 가운데 약 50%는 발병하기 전 3~10년 사이에 체중이 과도하게 불어난 사람들이라고 한다.[43]

신체에서 주로 체중을 지탱하는 관절은 무릎과 엉덩이 관절이다. 두 관절은 체중의 2.5배~12배까지의 무게를 견뎌낼 수 있다. 체중이 90Kg인 사람이라면 걷고, 뛰고, 또다른 동작을 하는 동안 관절이 약 1톤의 중량을 견딜 수 있다. 관절이라는 작은 부위에 하중이 몰리기 때문에 체중보다 훨씬 더 많은 무게를 견딜 수 있도록 만들어져 있는 셈이다. 하지만 체중이 증가하면 관절이라는 좁은 부위에 가해지는 압력은 견딜 수 없이 증가한다. 체중이 5Kg 증가한다면 관절은 10~45Kg의 무게를 견뎌야 한다.

체중감량은 그 어떤 약물치료 이상으로 효과가 있다. 특히 예방 차원에서 그렇다. 체중만 줄여도 퇴행성관절염 발생 위험이 대단히 낮아진다. 뚱뚱한 관절염 환자들이 체중을 줄이기만 해도 통증이 상당히 줄어든다. 여자 관절염 환자들의 체중을 약 3Kg 가량 줄였더니 통증이 50%나 줄었다는 보고도 있다.

일반적으로 체중을 약 5Kg 줄이면 퇴행성관절염에 걸릴 가능성은 50% 정도 줄일 수 있다고 한다. 정상 체중을 유지하면 다른 퇴행성질환이나 생활습관병(성인병)의 위험도 크게 줄일 수 있다. 늙어서까지 체중에 신경을 쓰느니 편한 게 좋다고? 틀렸다. 뚱뚱하면 오히려 말년이 괴롭다.

....

43) Traut E.F. and Thrift C.B., 「Obesity in Arthritis: Related Factors, Dietary Factors」, Journal of American Geriatric Society, 17, 1969.

골프를 하되 용품은 바꾸라

전에 다니던 직장에 마라톤을 하는 동료가 있었다. 노동 강도(强度)가 상당히 센 직장이라 타고난 강골이 아니고서는 주말에 녹초가 되기 예사였는지만. 금쪽 같은 주말에도 그는 웬만한 마라톤 대회는 다 쫓아다녔다. 원래 운동을 좋아해서 달리기를 시작했나 보다 했는데 그게 아니었다. 전해 들은 바로는 처음 마라톤을 하게 된 계기가 부인과 이혼한 이후 심리적인 허탈감을 털어버리기 위해서였다고 한다. 마라톤을 하다 보니 괴로움을 극복한 것은 물론이고 훨씬 건강해졌다. 삶에 활력이 넘쳐났다. 그는 마라톤 예찬론자가 되었는데, 직장에서 마라톤 동호회를 꾸릴 정도였다.

운동의 효과는 신체와 정신을 아우른다. 모든 질병의 가장 좋은 예방법은 운동이고, 가장 좋은 치료법도 운동이다. 퇴행성관절염도 예외가 아니다. 한 10년 전에는 관절에 손상이 생길 것을 우려해서 관절염 환자는 운동을 삼가라고 했으나 이제는 완전히 달라졌다.

운동은 관절염 치료에 있어 필수다. 우선 관절의 통증과 뻣뻣함을 크게 완화시킨다. 연골조직 안팎으로 윤활유 역할을 하는 활액이 잘 흐르도록 한다. 활액은 연골이 촉촉하게 유지되고 영양공급이 잘 되도록 한다. 가만히 있으면 활액이 잘 돌지 않는다. 관절염 환자들이 오래 앉아 있다가 움직이려고 하면 뻣뻣함을 더 많이 느낀다. 관절 주변의 근육을 강화시키고 유연성을 높여주는 효과도 있다. '이 없으면 잇몸' 이라는 말도 있듯이 연골이 약해졌더라도 주변의 근육이 강하면 관절부위의 충격을 지탱해주는 역할을 한다. 뼈도 튼튼하게 만들어 준다. 규칙적으로 운동을 하면 체중이 줄어들어 관절염 증상 완화와 치료에 크게 도움이 된다. 여기서 그치지 않는다. 숙면을 취할 수 있게 되고 우울증에 걸리는 것도 예방한다. 다른 퇴행성 질환도 함께 예방이 된다. 활기찬 삶의 비결은 운동이다.

관절염 환자들도 일반인들과 마찬가지로 세 가지 종류의 운동이 필요하다. 유연성(flexibility) 운동, 강화(strengthening) 운동, 심혈관계(cardiovascular) 운동이다. 흔히 스트레칭, 근력 운동, 유산소 운동으로 불리기도 한다.

유연성 운동은 부상을 예방하여 관절을 보호한다. 유연성 운동은

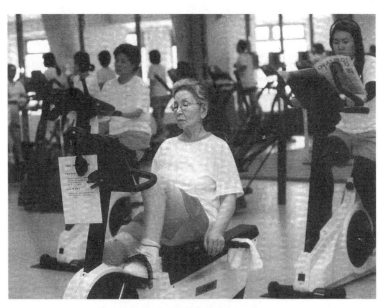

〈그림4〉 여성 노인이 헬스클럽에서 젊은이들과 운동하는 모습
운동은 관절염 치료의 중요한 과정이다. 관절염 환자에게는 걷기 같은 유산소 운동을 비롯하여 스트레칭과 근력 운동 모두 필요하다.

워밍업하기 위해 반드시 거쳐야 하는 단계이기도 하다. 관절염 환자들은 자고 일어났을 때 뻣뻣함을 많이 느끼므로 아침에는 스트레칭이 특히 유용하다. 스트레칭이나 요가가 대표적인 유연성 운동이다.

근력 운동은 근육을 강화시킨다. 근육이 튼튼해지면 충격을 흡수하므로 관절을 보호한다. 근력 운동은 이틀에 한 번 꼴로 해주는 것이 좋다. 반드시 유연성 운동으로 워밍업을 해준 후에 시작해야 한다.

유산소 운동은 걷기, 춤추기, 수영, 자전거 타기 등 전신을 지속적으로 움직이는 운동이다. 유산소 운동의 목적은 폐와 심혈관계가 효율적으로 작동하게 하는 데 있다. 지구력을 키우고 뼈를 단단하게 한다. 무엇보다 체중조절에 효과적이다. 숙면을 취하게 해주고 불안과 우울증, 스트레스를 없애준다. 이 중에서도 걷기는 무엇보다 좋은 운동이다. 걷기는 유산소 운동의 장점을 모두 가지고 있으면서도 근육을 강화시키고 관절의 유연성을 향상시킨다. 특히 무리한 운동을 할 수 없는 관절염 환자들에게 부담이 없다.

운동이 최고의 치료이기는 하지만 환자가 몇 가지 주의할 점이 있다. 우선 통증이 매우 심해서 움직일 수 없을 때에는 무리하게 운동을 해서는 안 된다. 일단 어느 정도 진정된 후에 가벼운 운동부터 시작한다. 어떤 운동이 좋은지 의사나 전문가로부터 도움을 구한다. 관절의 손상이 심한 경우에는 가벼운 걷기가 좋다. 이마저 힘들다면 수중 운동을 시도해 본다. 수중에서는 부력으로 인해 관절과 뼈에 부담이 훨씬 덜하다. 둘째, 운동을 시작할 때마다 반드시 5분 이상 충분히 워밍업을 해서 몸이 운동을 할 수 있는 상태가 되도록 만들어야 한다. 스트레칭이 좋다. 스트레칭 후에는 처음부터 빠르게 걷기보다는 천천히 걷기 시작한다. 무엇보다 중요한 원칙은 재미있게, 즐기면서 운동하라는 것이다. 운동이 힘들고 고통스러우면 계속할 수가 없다. 관절염 치료는 단거리 경주가 아니다. 자신이 평소에 즐기던 운동을 계속할 수 있는지, 관절염 환자에게 맞게 강도를 조절할 수 있는지 물리치료사나 운동치료사에게 문의하는 것이 좋겠다.

중년 남자들에게 인기 많은 스포츠라면 단연 골프를 꼽을 수 있다. 관절염 환자들에게 골프가 자칫 해롭지 않을까? 천만의 말씀이다. 골프는 관절염 환자들에게 좋은 운동이다. 골프는 플레이어의 신체 상태에 따라 수준을 조절할 수 있는 장점이 있다.

관절염 환자가 골프를 즐기려면 몇 가지 주의가 필요하다. 10분 가

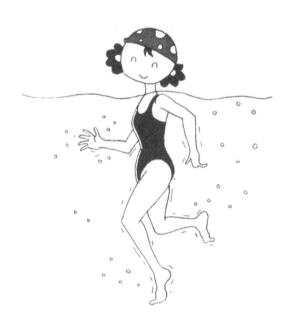

량 스트레칭을 하고 첫 번째 티샷 전에 몇 차례 스윙을 해 준다. 또 볼을 칠 때마다 티를 이용한다. 등이 아프면 모던스윙 또는 리버스C 스윙보다는 고전적인 스윙 자세가 좋다. 이동할 때는 전기 카트를 이용한다.

이와 함께 관절염의 부위를 고려하여 충격을 잘 흡수하는 장비로 바꾸거나 보호제품을 사용한다. 이를 테면 ▲컴프레션이 낮은(예를 들어 100 대신 90) 공 ▲가벼운 흑연 샤프트 ▲페리미터 웨이트(perimeter-weighted) 클럽 헤드 ▲테이프로 감거나 맞춤 제작한 큰 사이즈 그립 ▲손목 보호대 ▲편안한 보행 신발 또는 스파이크 없는 골프 슈즈 등이다.

'독성 산소' 주의보

산소(O_2)는 생물의 생존에 절대적이다. 이 기체는 여러 가지 형태로 변신하면서 사람을 웃게도, 울게도 한다. 오존(O_3)은 성층권에서 지구를 자외선으로부터 보호하는 역할을 한다. 남극의 오존층에 구멍이 뚫리고 전(全) 지구에서도 두께가 얇아지면서 피부암이 늘어난다고 한다. 이렇게 고마운 오존이 대기 중에서 많아지면 호흡기 질환을 일으키는 무서운 오염물질 취급을 당한다.

몸 속에서 산소 분자는 세포가 살아가는 데 필수다. 하지만 인체의 대사(metabolism)과정에서 전자를 하나 더 가지거나 덜 가지게 되면 갑자기 주변 조직을 강력하게 산화시키는 독소로 돌변한다. 바로 활성산소(free radical)다. 활성산소가 연골의 세포를 파괴하는 범인으로 지목받고 있기도 하다. 활성산소가 퇴행성관절염의 원인이라는 이론은 상당히 설득력이 있게 받아들여진다. 뿐만 아니라 활성산소는 노화와 질병의 근본 원인으로 추정된다.

활성산소의 작용과 싸우는 영양소들이 항산화제다. 항산화 영양소는 비타민A, C, E 그리고 셀레늄이 있다. 관절염 환자들은 이런 영양소를 식품에서 골고루 섭취해야 한다. 비타민제를 통해 보충하는 것도 방법이다. 최근 국내에서도 인기를 끌고 있는 오메가-3 지방산도 항산화력을 가지고 있다. 오메가-3를 많이 함유한 식품은 참치 같은 등푸른 생선이다.

관절염 환자들이라고 해서 유별난 식이요법을 쓸 필요는 없다. 영양소를 고루 섭취하고 비타민과 미네랄 특히 항산화제와 칼슘이 부족하지 않도록 신경을 쓴다. 몸에 좋다고 한 가지 음식만 많이 먹으면 오히려 해롭다. 다양한 식품을 먹도록 하되 약물의 흡수를 떨어뜨리거나 작용을 방해하는 식품을 피한다. 자신의 처방전에 나온 약물이 특정 식품과 상호작용을 하는지 의사나 약사에게 문의한다.

치료를 위해 체중을 줄여야 할 필요가 있다면 고칼로리 재료나 조리법은 피한다. 체중조절이 관절염의 주요한 치료법이라고 한다면, 식생활도 약물치료 못지 않게 중요하다는 뜻이다. 관절염 환자들은 움직이기 어렵기 때문에 혼자 사는 노인 환자는 제대로 된 식사를 하기 쉽지 않다. 끼니를 거르거나 인스턴트 식품으로 때우는 일이 많아진다. 인스턴트 식품은 몸 속에서 '나쁜 콜레스테롤'(LDL)이 늘어나게 하며 조직을 산화시킨다. 잘못된 식생활은 증상을 악화시키고 체중을 오히려 늘어나게 해서 질병을 심화시킨다. 관절염 환자를 위한 건강한 식생활의 가이드라인은 다음과 같다.

- 다양한 식품을 섭취한다. 단 복용중인 약물과 상호작용이 있는 식품은 피한다.
- 정상 체중을 유지하기 위한 재료와 조리법을 쓰고 식사량을 제한한다.
- 지방과 콜레스테롤 섭취량을 제한한다.
- 신선한 채소와 잡곡을 많이 섭취한다. 과일을 충분히 먹는다.
- 당분과 염분의 섭취를 줄인다.
- 한 잔이 넘는 음주는 피한다.
- 칼슘 등 미네랄과 비타민이 결핍되지 않도록 한다.

제13장

이것만 하면 관절염 치료한다

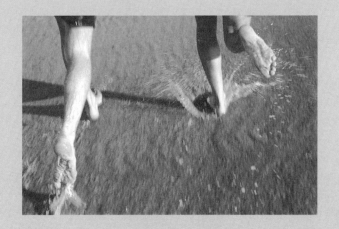

9단계 관절염 치료법

퇴행성관절염은 미국에서도 완치 불가능한 병으로 여겼다. 진통제로 통증을 참다가 더 이상 걸을 수 없게 되면 수술을 받는 게 수순이었다. 수술을 받고도 제대로 걸을 수 없는 환자들도 있다.

1990년대 후반 이런 공식을 거부하고 나선 의과대학 교수가 있었다. 아리조나 주립대학 조교수인 테오도사키스 박사는 기존 치료법이 아니라 글루코사민과 운동 등을 통한 자신만의 관절염 요법을 쓰면 환자들의 60% 이상이 완치 가능하다고 주장했다. 닥터 테오가 쓴 『관절염 치료법 Arthritis Cure』은 1997년 출간되자 즉시 베스트셀러에 올랐다. 전 세계적으로 번역되었으며 한국어판도 같은 해 나왔다. 이 책에서 닥터 테오가 주장하는 9단계 관절염 치료법을 소개한다.[44] 1단

[44) 제이슨 테오도사키스 · 브렌다 애덜리, 앞의 책.

계로부터 시작하며 나머지는 동시에 실시한다.

【제1단계】 의사와 상담 및 진단

관절염은 약 100개의 서로 다른 질환을 아우르는 '우산' 같은 용어다. 원인과 치료법이 다르기 때문에 관절에 통증만으로 환자가 자가 진단을 해 버리는 것은 위험하다. 예를 들면 퇴행성관절염과 증상이 비슷한 활액낭염이나 통풍은 적절한 치료로 쉽게 호전될 수 있는 질환인데도 환자가 퇴행성관절염이라고 생각하여 몇 년 동안이나 방치한 채 통증에 시달릴 수도 있다. 무릎이나 엉덩이뼈가 뻣뻣하고 통증이 있다고 해서 단순히 나이 들어 생긴 퇴행성관절염이라고 지레 짐작하여 글루코사민을 찾는다면 그야말로 바보 같은 짓이다. 무엇보다 의사를 만나서 정확한 진단을 받는 일이 우선이다. 어떤 훌륭한 건강 정보나 책자도 의사를 대신할 수 없다.

【제2단계】 글루코사민과 콘드로이틴 복용

9단계 관절염 치료법의 핵심이다. 초기에는 글루코사민염산염(글루코사민 분말로 표시되기도 함)으로 약 1,140mg(글루코사민황산염으로 약 1,500mg) 콘드로이틴황산염 약 1,200mg을 하루 2~3회 나누어 복용한다. 통증이 진정되면 의사와 상담에 따라 기존 약물치료의 양을 줄이거나 경우에 따라서는 중단할 수 있다. 글루코사민의 양도 점점 줄여나가 이틀에 한 캡슐 정도로 유지한다.

【제3단계】 생체역학적 기능 향상

생체역학(biomechanics) 또는 운동역학은 움직임이 우리 인체의 여러 부위에 어떤 힘과 압력, 구조변화를 일으키는지 연구하는 학문이다. 실생활에서는 잘못된 보행이 미치는 영향을 연구하고 교정 방법을 교육한다. 근육, 뼈, 건, 인대, 관절 구조에 이상이 있거나 사용을 잘못하면 신체에 무리를 주고 손상을 입힌다. 이 경우 손상을 치료하는 것도 중요하지만 근본적으로는 구조 이상을 바로잡거나 잘못된 사용을 교정해야 한다.

자동차 바퀴의 얼라인먼트에 이상이 있으면 타이어가 쉽게 마모되고 다른 부분도 손상되기 마련이다. 이런 경우 타이어만 자꾸 교체할 일이 아니라 얼라인먼트를 조정하여 더 이상의 손상이 생기지 않도록 해야 한다.

인체도 이와 마찬가지다. 생체역학 검사를 통해 관절이 받고 있는 압력의 정도가 얼마인지, 자신의 동작이 관절의 특정 부위에 지나치게 무리를 주고 있지 않은지 알 수 있다. 결과에 따라 운동치료사, 물리치료사 등으로부터 잘못된 동작을 바로잡고 관절염으로 이전되는 것을 방지하는 방법도 배울 수 있다.

【제4단계】 규칙적 운동

운동이 중요하다는 얘기는 앞에서도 했다. 운동은 관절을 부드럽게 하고 관절에 쏠리는 압력을 줄여준다. 운동은 체중감량 효과가 있고 이 또한 관절의 부담을 줄여 치료에 도움이 된다. 또 있다. 관절염의 주요한 증상인 우울증을 날려버리는 데도 운동만한 것이 없다. 다시 강조하지만 운동은 보조적인 치료법이 아니라 가장 중요한 치료법이다.

【제5단계】 건강한 관절을 위한 식이요법

잘 먹어야 잘 낫는다. 퇴행성관절염 환자들은 비타민과 미네랄을 풍부하게 섭취해야 한다. 특히 글루코사민을 복용하는 경우 비타민C를 충분히 섭취한다. 체중조절을 염두에 두고 조리법과 양을 조절한다. 퇴행성관절염 환자, 특히 홀로 사는 환자들은 통증 때문에 제대로 된 식사를 준비하기 어렵다. 약물치료를 받고 있으면 소화장애 등으로 식욕이 떨어지기도 한다. 그러나 인스턴트 식품은 관절에 해로우며 체중조절을 더 어렵게 한다.

【제6단계】 이상적인 체중 유지

체중을 줄이는 것은 관절염 치료법 중에서 제일 먼저 시작해야 할 일이다. 관절염을 예방하고 질병상태를 완화시킨다. 혈압을 떨어뜨리고 각종 생활습관병의 합병증을 예방한다.

【제7단계】 우울증 억제 및 조절

책의 시작 부분에서 관절염을 앓고 있는 노인들의 자살 사례를 소개했다. 관절염이 심하면 자유롭게 외출을 할 수가 없어 혼자 있는 시간이 많아진다. 일상적인 활동도 제대로 할 수가 없다. 무기력함과 외로움에 빠져들기 딱 좋은 조건이다. 우울증은 통증을 더 심하게 하고 병세를 악화시킨다. 우울증 증세가 나타나면 의사에게 알리고 적극적으로 대처하는 것이 좋다.

【제8단계】 통상적인 병원 치료

증상이 악화되었는데도 약물치료 자체를 거부하는 것은 바보 같은 짓이다. 현장에서 보면 한국인들은 진통제에 대해 필요 이상의 거부감을 가지고 있다. 연골이 거의 남아 있지 않은 말기 환자에게는 수술 외에는 달리 방법이 없다. 수술을 고려하고 있더라도 글루코사민/콘드로이틴을 복용하면 도움이 된다. 수술 전까지 약물의 필요량을 줄일 수 있고 수술 시기를 최대한 늦출 수도 있다.

【제9단계】 긍정적인 태도 유지

7단계와도 통하는 내용이다. 자신의 마음가짐은 치료에 결정적인 차이를 가져온다. 신경정신면역학이라고 불리는 학문은 마음의 상태가 면역력에 어떤 영향을 미치는가를 연구하는 학문이다. 이런 분야가 있다는 사실 자체가 정신이 신체건강을 변화시킨다는 것이 그냥 말뿐이 아님을 입증한다. 이 분야 전문가들에 따르면 행복한 척만 하더라도 면역체계가 강화되더란다. 이렇게 해보자. 상태를 비관하거나 강박관념을 갖지 말고, 친구들이나 가족들과 함께 생활하며, 목표의식을 가지라.

당신이 관절을 위해 해야 할 51가지 일들

'긍정적인 태도'는 9가지 단계 가운데 맨 나중에 나왔지만 가장 중

요한 요소가 아닌가 한다. '나을 수 있다' '꼭 낫도록 하겠다' 는 의지
는 어찌 보면 최고의 명의(名醫)나 마찬가지다. 긍정적인 태도를 가진
사람은 의사의 지시를 잘 따르고 운동과 체중조절, 식이요법에 적극
적이다. 반대로 결과를 미리 비관적으로 보는 부정적인 환자들은 치
료 프로그램을 잘 따르려고 하지 않는다. 약물치료도 겨우 지키는 사
람과 의학적으로 인정받은 대안 치료법과 생활습관을 찾아내서 적극
적으로 시도하는 사람과는 치료 결과가 차이 나는 게 당연하다. "구하
라 그러면 너희에게 주실 것이요 찾으라 그러면 찾을 것이요 문을 두
드리라 그러면 너희에게 열릴 것이니……"

미국 관절염재단(Arthritis Foundation)은 관절 건강을 유지하는 51가
지 방법을 알려준다. 관절염을 예방하거나 치료를 원한다면 지금 당
장 이 충고를 따라 보자.

▣ 체중 조절

1. 감량을 결심하라.

살이 찌는 즉시 관절은 몇 배나 무거운 짐으로 짓눌린다. 살을 약간
만 빼도 통증은 크게 줄어든다. 5Kg을 줄이면 무릎 관절염에 걸릴 가
능성이 50%나 줄어든다.

2. 당신에게 필요한 음식의 양을 확인하라.

칼로리를 계산하라는 주문이 아니다. 대략의 양을 알고 그 이상 먹
지 않도록 하라는 말이다.

3. TV를 끄라.

TV를 보면 더 먹게 되고 덜 운동하게 된다. 앉아 있을 때에는 차라

리 책을 읽으라.

▣ 제대로 먹기

4. 뼈에 좋은 음식을 섭취하라.

관절염으로 활동량이 줄면 뼈가 약해지고 골다공증에 걸릴 가능성
도 높다.

5. 패스트푸드는 이제 그만!

어쩔 수 없이 먹어야 한다면 그나마 건강한 메뉴를 고르라. 기름에
지지는 대신에 구운 고기를, 감자튀김 대신 샐러드를, 탄산음료 대신
물이나 주스를, 마요네즈는 적게.

6. 단것 대신 귤, 오렌지, 레몬, 자몽을

뭔가 달작지근한 게 당긴다면 사탕이나 젤리 대신에 오렌지 종류를
먹으라. 비타민C는 퇴행성관절염에 걸릴 가능성을 낮춘다.

7. 색깔이 선명한 음식이 좋다.

여러 가지 색이 진한 채소나 과일이 몸에 좋다는 것은 이미 잘 알려
진 사실. 영양소가 풍부하고 대부분 항산화 효과가 있다.

8. 샐러드 뷔페를 자주 이용하라.

야채를 골고루 먹으면 뼈도 튼튼해진다.

9. 글루코사민.

두말 하면 잔소리.

10. 고기보다는 등푸른 생선을

참치에는 오메가-3라는 지방산이 풍부하다. 오메가-3는 관절의 염
증을 억제하고 통증을 줄여준다. 생선을 매일 먹기 부담스럽다면 건

강식품도 괜찮다.

11. 간식 대신 야채를

당근, 샐러리, 브로콜리 등을 잘 씻고 필요한 경우 데쳐 놓았다가 입이 심심할 때에는 언제든지 꺼내 먹을 수 있게 준비한다.

12. 식사일기를 써보자.

예뻐지기 위해서 다이어트를 하는 여자들은 먹은 것을 일일이 다 기록한다. 치료가 미용보다 중요하다. 제대로 먹고 있는지 스스로 확인해 보자.

13. 틈틈이 자주 먹는다.

한꺼번에 많은 양을 먹는 것보다 조금씩 자주 먹으면 신진대사가 늘어난다. '식탐' 이 강한 사람은 자주 많이 먹게 되므로 주의.

14. 커피를 줄이라.

과다한 카페인은 뼈를 약하게 한다.

15. 비타민은 필수다.

관절염 환자들은 뼈를 강하게 해주는 칼슘 비타민K, 조직을 보수하는 비타민C, 통증을 덜어주는 비타민E, 엽산 등 미량 영양소를 충분히 섭취해야 한다.

■ 움직이기

16. 대자연을 만나라.

신선한 공기를 들이마시고 자연을 관찰하라. 야외 활동은 재미있으면서도 열량을 소모시킨다. 멀리 나가지 않더라도 텃밭이나 정원을 가꾸는 동안에 팔다리가 튼튼해진다.

17. 물과 친하게 지내라.

수영, 달리기, 아쿠아로빅 어느 것이든 상관없다. 운동량이 많으면 서도 관절 부담이 적어서 더욱 좋다.

18. 가벼운 등산을 즐겨라.

좋아하는 장소를 정해놓고 적어도 일주일에 한 번씩은 가 보자.

19. 워밍업은 필수다.

워밍업을 제대로 안 하면 운동을 안 하느니만 못한 사고가 생길지도 모른다.

20. 신발, 디자인보다 기능성이다.

부드럽고 발을 안정감있게 받쳐주는 신발을 고른다. 고무창은 쿠션감이 있어서 좋다.

21. 운동 후 상태를 확인하라.

운동을 한 지 두 시간이 지났는데도 통증이 여전하다면 운동에 문제가 있다는 뜻이다. 동작을 제대로 하고 있는지 주의를 기울이고 운동의 강도도 낮춘다.

22. 스트레에에에칭!

스트레칭은 워밍업할 때만 필요하다고 생각하면 틀렸다. 하루 중 틈날 때마다 하면 좋다. 직장에서, 가정에서 틈틈이 스트레칭을 해주면 근육과 인대가 유연하고 튼튼해진다.

23. 요가

요가가 수천 년 동안 인기를 끄는 데는 다 이유가 있다. 요가뿐 아니라 필라테스나 태극권(taechi) 같은 유연성 운동은 신체와 정신을 건강하게 한다. 스트레스도 해소된다.

24. 근력 운동

웨이트트레이닝은 뼈를 단단하게 하고 근육을 강화하므로 관절을 보호한다.

25. 王자 복근을 만들라.

보기만 좋은 게 아니라 건강에도 좋다. 중심부위의 힘과 균형을 증진시켜 잘 넘어지지 않게 된다. 관절염 환자는 잘못 넘어지면 심각한 부상을 입기 일쑤다.

26. 애완동물과 산책하기.

애완동물을 운동시키다 보면 자신에게 더 운동이 된다.

27. 보호대를 우습게 보지 말라.

팔꿈치, 손목, 관절 보호대는 부상을 방지할 뿐 아니라 관절로 가는 부담을 줄인다.

28. "전문가의 손길"을 느껴보라.

정형외과 전문병원이나 큰 종합병원에는 운동치료사가 있다. 환자들의 생체역학을 분석하고 동작을 교정해 주며 어떤 운동이 좋은지 상세히 안내를 받을 수 있다. 근거없이 비싼 건강식품보다 이런 데 돈을 써야 한다.

29. 무리한 운동은 금물

자리에서 '방방' 뛰는 운동은 관절에 지나친 부담을 준다. 킥복싱, 격렬한 에어로빅 말고도 관절에 좋은 운동이 많다.

30. 함께 운동하라.

혼자 하면 금방 지친다. 운동 친구를 만들어서 즐겁게 해야 계속할 수 있다.

31. 운동량을 점점 늘리라.

더 많이 뻗고(스트레칭), 더 세게 당기라(근력운동).

32. 더운 물 목욕

운동 후 근육과 관절을 부드럽게 진정시키는 데는 더운 물에 몸을 담그는 것만큼 좋은 게 없다. 운동으로 힘든 몸을 호강시켜 주라.

▣ 몸 아끼며 일하기

33. 목을 혹사시키지 말라.

노래방 얘기가 아니다. 컴퓨터로 문서 작업을 할 때 모니터에 눈높이로 서류 고정대를 부착하면 목의 통증을 훨씬 줄일 수 있다.

34. 올바른 자세로 컴퓨터 사용하기

상체는 컴퓨터로부터 약 45~60cm 거리에 두고 모니터의 윗부분이 머리끝과 높이가 같도록 한다. 팔은 양옆으로 편하게 내려놓은 채로 팔꿈치가 직각이 되는 것이 좋다.

35. 하이힐은 이제 그만

굽 높이 7cm 하이힐을 신으면 2.5cm인 신발보다 무려 7배나 많은 압력이 발에 쏠린다. 하이힐은 무릎에 부담을 주며 퇴행성관절염에 걸릴 가능성을 높인다.

36. 하루 종일 앉아 있거나 서 있거나 다 안 좋다.

오래 앉아 있는 직업이라도 30분에 한 번씩은 일어서서 휴식을 취하는 것이 좋다.

37. 손목은 쉬고 싶다.

손목 받침대가 있는 자판을 이용해서 손목에 부담을 줄인다.

38. 무거운 물건은 큰 관절로

물건을 들 때는 한 팔보다는 두 팔로, 손목보다는 팔 전체로 든다. 물건을 몸 가까이 잡는 것이 관절에 부담을 덜 준다. 기왕이면 들지 말고 끌도록 하자.

▣ 스트레스와 통증 해소

39. 일기 쓰기

고통과 절망을 기록하기만 해도 치료 효과가 있다. 일기를 쓰면서 어떤 노력을 했는지 성공과 실패는 무엇인지 확인할 수 있다. 실패로부터 잘못을 수정할 수 있고 성공으로부터 자신감을 느낄 수 있다.

40. 마사지 효과를 느껴보라.

마사지는 근육의 긴장을 해소하고 피로를 풀어준다. 가끔은 몸에 호사스런 서비스를 받아 본다. 한동안 정신없이 바쁘게 지냈다면 더욱더.

41. 휴가를 내라.

길 필요는 없다. 가사와 직장으로부터 하루이틀이라도 벗어나 홀가분한 마음으로 휴식을 가져 본다.

42. 거절할 줄도 알아야 한다.

'예스맨'으로 살다가는 자신을 위해 낼 시간이 없어지고 만다.

43. 자기 전 입욕

하루 일과를 마치고 더운 물에 몸을 담가 보자. 근육의 긴장이 풀리고 관절 통증이 줄어든다. 잠도 잘 온다.

44. 더운 찜질

통증과 뻣뻣함에는 온열 요법이 효과가 있다. 더운 물 욕조, 뜨거운 샤워, 핫팩을 이용한다.

45. 냉찜질

염증이 심하고 부어오를 때에는 차가운 찜질이 좋다. 타월로 얼음을 싸거나 얼린 야채를 넣은 봉지를 이용해서 직접 문지른다.

46. 통증이 심하지 않을 때에는 바르는 약을

통증이 심하지 않으면 약을 먹기보다는 소염진통 작용이나 국소 마취 효과가 있는 바르는 약을 쓴다.

▣ 의사와 함께

47. 의사와 데이트를

관절염이 아니더라도 적어도 1년에 1회 정도 정기검진에서 관절상태를 확인한다. 질병 상태가 되기 전부터 관리하면 평생 건강한 관절을 유지할 수 있다.

48. 건강식품 복용을 숨기지 말라.

관절염 때문에 의사를 만났다고 해서 그 얘기만 해서는 안 된다. 어떤 다른 질병이 있는지 무슨 약을 먹고 있는지 알려야 한다. 글루코사민을 먹기 전에도 의사의 조언을 구한다. 의약품뿐 아니라 복용중인 다른 건강식품에 대해서도 전부 알린다.

49. 통증에 대해 적극적으로 상담하라.

퇴행성관절염이 아니라 쉽게 치료되는 다른 질환일 수 있다. 의사의 정확한 진단이 중요하다.

50. 평소에 질문리스트를 만들라.

생각나는 대로 적되, 우선 순위에 따라 배치한 리스트를 만들어서 지갑에 넣어 다니다가 병원에 갈 때 의사를 만나 확인한다. 병원에서는 의사들이 서두르는 통에 물어보는 것을 잊기 예사다.

51. 담배는 백해무익이다.

더 말이 필요 없다. 끊으라.

제14장

글루코사민 Q&A

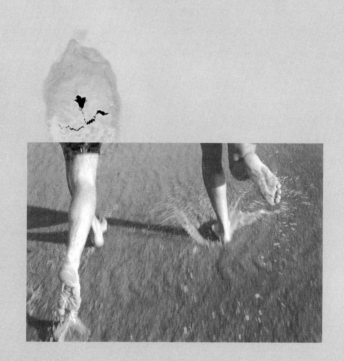

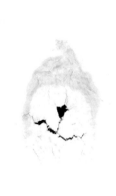

Q : 2005년 의사협회에서 글루코사민이 관절염에 효과가 없다고 했다던데, 과학적으로 효과가 입증된 것이 사실인지 궁금합니다.

A : 2005년 5월 대한의사협회와 대한의학회는 70종의 건강기능식품과 보완대체요법을 대상으로 효능을 조사해 발표했습니다. 전체를 6등급으로 나누었는데 효능이 믿을 만하여 권장할 만한 1등급(권고)은 없었으며 2등급(권고가능)은 유산균의 설사치료 등 4종이었습니다. 글루코사민의 관절염 치료효과는 3등급인 '권고고려'를 받았습니다. 권고를 해야 할지는 고려를 해봐야 하며 권고할 만한 대상이 아니라는 뜻입니다. 2000년 이전에는 효과가 있다는 논문이 많이 나왔으나 그 이후에 나온 논문에서는 부정적이기 때문에 이같이 평가했다고 합니다. 그러나 같은 의사들이 회원인 보완대체의학회는 2004년 12월 글루코사민에 A등급을 주었습니다. 식품의약품안전청은 2005년 의사협회와 같은 방식으로 검토했을

때 무릎 관절염에 "나름대로 효과가 있다"고 밝혔습니다.

의사협회는 당시 글루코사민에 3등급을 주면서 "미국 국립보건원의 대규모 임상시험(GAIT) 결과가 나오면 논란이 해소될 것"이라고 덧붙였습니다. 바로 그 결과가 2005년 11월 14일 미국 류마티스학회 연례학술대회 개막식 전체회의에서 처음 공개되었습니다. 놀랍게도 중간~중증 퇴행성관절염 환자 중에서 통증이 나아졌다고 답한 비율은 글루코사민/콘드로이틴 복용 그룹 79.2%, 쎄레브렉스 69.4%, 글루코사민 단독 65.7%, 콘드로이틴 단독 61.4%였습니다(가짜약 그룹 54.3%). 최근 나온 신약보다도 글루코사민/콘드로이틴이 더 효과가 우수했다는 뜻입니다. 이 같은 결과는 2006년 2월 22일 최고 권위의 의학저널인 〈뉴잉글랜드 저널 어브 메디신〉에도 게재되었습니다. 의사들은 글루코사민에 대해 "국립보건원의 임상시험 결과를 기다려보자"며 신중론으로 일관했는데, 바로 그 시험에서 중간~중증 환자에 대해서는 효능이 입증되었습니다. 의료계에서 권위를 인정하는 연구에서 일단 긍정적인 결과가 나왔다는 데서 큰 의미를 찾을 수 있습니다. 글루코사민의 효능에 대한 논란의 여지가 완전히 사라지지는 않았지만 어느 정도 매듭지어진 것으로 볼 수 있습니다.

미국 국립보건원 내의 보완·대체의학센터(NCCAM) 역시 글루코사민의 효능을 지지하는 "강력한 과학적 증거"가 있다며 대안치료법 가운데 'A등급'을 주고 있습니다.

관절염에 대해 공신력 있는 정보를 제공하는 미국의 관절염재단(Arthritis Foundation)에서도 글루코사민의 진통효과를 인정합니다.

Q : 글루코사민은 콘드로이틴과 함께 먹어야 한다던데……

A : 최근의 미국 국립보건원 임상시험과 그 동안의 연구결과를 종합해볼 때 글루코사민/콘드로이틴 병용이 가장 많은 사람에게 효과를 나타내는 것으로 보입니다. 글루코사민에 반응하지 않는 환자 가운데서 콘드로이틴으로 효과를 보거나 두 성분을 같이 먹어야 효과가 있다는 경우도 종종 있습니다. 따라서 글루코사민만 들어 있는 것보다는 콘드로이틴이 함께 들어 있는 제품이 더 확실한 셈입니다. 충분한 양의 콘드로이틴을 복용하고 싶다면 약국에서 판매되는 콘드로이틴 제품을 구입하여 글루코사민과 함께 복용하면 됩니다.

Q : 하루에 얼마나 먹어야 하나요?

A : 하루에 글루코사민염산염으로 1,150mg, 글루코사민황산염으로 1,500mg을 3회 정도로 나누어 복용하면 됩니다. '글루코사민 분말'로만 표시된 국산은 거의 글루코사민염산염이 들어 있습니다. 콘드로이틴의 경우 콘드로이틴황산염으로 하루 800~1200mg을 3회로 나누어 섭취합니다. 두 가지를 다 먹기 부담스러우면 글루코사민부터 시작합니다. 4~6주 후에도 전혀 효과가 없다면 글루코사민의 양을 1.5배 가량 늘려봅니다. 여전히 효과가 없다면 콘

드로이틴을 추가로 복용하면서 증상에 변화가 있는지 살핍니다.

Q : 얼마나 오랫동안 복용해야 하나요?

A : 효과만 좋다면 계속 먹는 것도 무방합니다. 단, 최소한으로 용량을 줄입니다. 통증이 재발하면 다시 용량을 늘립니다.

Q : 장기간 복용할 경우 중독의 위험은 없나요?

A : 글루코사민의 원료는 게 또는 갑각류 껍질입니다. 중독의 우려는 없습니다. 그러나 관절은 노화과정에서 계속 닳을 우려가 있기 때문에 양을 줄여가면서 계속 복용하는 것이 좋습니다. 장기간 복용에 따른 문제는 없는 것으로 알려져 있습니다. 그러나 주로 해산물을 통해 인체로 유입되는 수은 축적의 위험이 어느 정도인지는 아직 연구된 바가 없습니다.

Q : 글루코사민 100% 제품이 좋은가요, 복합성분 제품이 좋은가요?

A : 국내에서 식품회사들이 판매하는 복합성분 제품에는 콘드로이틴 대신 상어연골 성분이 들어 있습니다. 콘드로이틴이 제 역할을 할

수 있을 만한 양이 들어 있지 않습니다. 따라서 단일 제품과 큰 차이가 없다고 볼 수 있습니다. 비타민이나 칼슘이 들어 있어 영양소를 보충할 수 있다는 점에서는 복합성분이 더 낫습니다만 다른 영양소는 굳이 글루코사민 제품이 아니더라도 저렴하게 구입할 수 있습니다. 미국이나 유럽에는 진짜 콘드로이틴을 함유한 제품이 많이 있습니다.

국내에서 콘드로이틴은 의약품으로 분류되어 있으므로 약국에서 구입할 수 있습니다. 임상시험에 적용된 방법대로 복용하려면 글루코사민 제품과 콘드로이틴 제품을 같이 섭취하면 됩니다. 문제는 콘드로이틴의 가격이 꽤 비싸다는 점입니다. 가격이 부담스럽다면 시중에서 흔히 구입할 수 있는 복합성분의 글루코사민을 우선 복용하시고 6주 후에 효과가 없다면 용량을 늘려서 다시 한 달가량 계속 복용합니다. 그래도 효과가 없으면 콘드로이틴 단독 제품을 약국에서 구입하여 함께 사용할 것을 권해드립니다.

Q : 글루코사민염산염과 글루코사민황산염 가운데 어느 것이 더 좋은가요?

A : 최초에 개발된 제품은 글루코사민황산염이었습니다. 임상시험에서는 대부분 글루코사민황산염이 사용되었고, 그 결과 황산염에 대해 더 많은 사실이 알려져 있습니다. 그러나 의사들의 오랜 경험에 의하면 글루코사민염산염도 동일한 효능을 발휘합니다. 국산은 극소수 제품을 제외하고는 글루코사민염산염을 함유하고

있습니다. 단, 개인에 따라 효능이나 부작용이 달리 나타날 수 있으므로 자신이 복용하고 있는 제품이 무엇인지 알고 있어야 합니다. 위장장애가 발생하는 등의 부작용이 생기면 다른 염 제품으로 교체하는 것도 고려해 볼 만합니다.

Q : 수술을 받을 예정인데 글루코사민을 먹으면 수술을 하지 않아도 되나요?

A : 수술을 심각하게 고려하고 있더라도 글루코사민이 도움이 될 수 있습니다. 수술을 할 때까지 증상을 완화시켜 줄 수 있으며 때로 수술 때까지 시간을 연장할 수 있습니다.

Q : 관절염 약을 먹으면 속이 아픕니다. 글루코사민은 그런 문제 없나요?

A : 글루코사민으로 인한 소화기 부작용은 없습니다. 가짜약을 투여했을 때와 비슷한 비율로 소화기 장애가 나타납니다. 그러나 기능성 소화불량 등 소화기 질환이 있는 경우에는 부담을 호소하기도 합니다. 이런 환자들은 1회 복용량을 줄이고 횟수를 늘리거나 단일제 대신 복합제를 복용하기를 권합니다.

Q : 당뇨병 환자는 주의해야 한다는 말이 있는데?

A : 글루코사민은 이름에서도 알 수 있듯이 분자 구조에 글루코스(포도당)가 있습니다. 글루코사민의 하루 복용량으로는 혈당치에 영향을 주지 않는 것으로 알려져 있습니다. 그러나 장기간 당뇨병을 앓았거나 혈당 조절이 잘 안 되는 관절염 환자들은 혈당을 주의 깊게 체크하며 글루코사민을 복용해야 합니다. 복용 이후에 혈당 수치가 높아졌다면 다른 건강식품으로 바꾸는 것이 좋겠습니다.

Q : 게나 새우 알레르기가 있어도 먹을 수 있나요?

A : 지금까지 결과로는 갑각류 알레르기가 있는 사람에게도 과민반응을 일으키지 않은 것으로 보고되었습니다. 그러나 알레르기가 있는 분이라면 처음부터 권장량을 복용하기보다 소량 복용하여 과민반응을 일으키지 않는지 확인한 후 본격적으로 섭취하는 것이 좋습니다.

Q : 다른 알레르기는 없나요?

A : 천식 환자가 복용하면 천식발작을 일으킨다는 보고가 있습니다.

천식을 앓은 적이 있거나 천식약을 복용하고 있다면 주의가 필요합니다.

Q : 다른 약을 먹고 있어도 글루코사민을 먹어도 되나요? 글루코사민이 다른 약물의 작용을 방해하거나 변화시키지는 않나요?

A : 다른 약물의 작용을 방해하거나 부작용 경향을 크게 증가시키는 문제점은 없는 것으로 판단됩니다. 그러나 출혈 경향을 증가시키는 약물, 예를 들어 혈전용해제나 아스피린 등 소염진통제와 함께 복용하면 출혈 가능성을 높일 수 있습니다. 실제로 일어날 가능성은 극히 희박하므로 통증이 심할 때 아세트아미노펜이나 아스피린을 복용한다고 해서 글루코사민 복용을 중단할 필요는 없습니다. 고혈압 약물 가운데 이뇨제 계통 약물은 글루코사민의 부작용 가능성을 높인다는 보고가 있으나 극히 드문 사례입니다.
콘드로이틴 역시 다른 약물의 작용을 방해하거나 강화시킬 가능성은 거의 없습니다.

Q : 뉴질랜드산이나 일본산 글루코사민이 더 좋다고 하던데……

A : 국내 기업들은 중국산 글루코사민 분말을 수입해서 제품을 생산합니다. 중국산이라 하더라도 국내의 기준을 만족하는 기업들로

부터 수입하기 때문에 브랜드별로 원료 질의 차이가 거의 없다고
합니다.

일본은 중국산 원료를 수입하여 중금속을 재정제합니다. 그 결과
중금속 농도가 국산보다 약간 낮을 수 있습니다.

중금속 수은은 주로 해산물을 통해 인체로 유입됩니다. 최근 해
양 오염이 극심해지면서 해산물을 통한 수은 축적이 심각하다는
우려가 있습니다. 글루코사민은 장기간 복용하는 경우가 많으므
로 중금속 축적 가능성을 더 낮추기 위해 재정제를 한다는 것입
니다. 일본이 중금속을 다시 제거하는 이유는 소비자들에게 고급
품이라는 인식을 심어주기 위한 목적도 있지만 글루코사민 음료
등 제품의 종류에 따라 필요한 금속의 농도가 다르기 때문이기도
합니다. 국산 글루코사민도 납의 기준 농도로 중금속을 규제하고
있어 중금속 농도가 문제가 되지는 않습니다.

뉴질랜드산 글루코사민 역시 '청정 해역'의 게를 사용했다는 것
을 내세우고 있습니다

Q : 녹색입홍합 성분과 글루코사민 중에서 어느 것이 더 효과가 좋은가요?

A : 녹색입홍합은 불포화지방산의 일종인 ETA 성분을 함유하고 있습
니다. 호주에서는 이 성분을 추출하여 '리프리놀' 이라는 건강식
품을 개발했습니다. 호주 연구진들은 임상시험에서 리프리놀의
효능을 확인했다고 발표했습니다. 물론 연구는 판매회사 주도로

이뤄진 것입니다. 리프리놀의 효능이 연구되기 시작한 지는 얼마 되지 않았습니다. 글루코사민의 효능을 입증하는 연구가 압도적으로 더 많으며 연구의 완성도 또한 높습니다. 지금까지는 글루코사민의 손을 들어주는 전문가가 훨씬 더 많습니다. 광범위한 정보를 자랑하는 미국 국립도서관 의학 데이터베이스에도 리프리놀은 거의 언급되지 않고 있습니다.

더 중요한 사실은 녹색입홍합 분말이 들어 있다고 해서 리프리놀 성분이 들어 있다고 보증할 수 없다는 점입니다. 글루코사민/콘드로이틴의 용량을 늘려서도 효과를 보지 못해서 녹색입홍합 성분에 관심이 있다면 리프리놀을 사용해 볼 만합니다.

Q : 관절염에 걸린 애완견에게도 글루코사민이 효과가 있나요?

A : 그렇습니다. 애완견용 글루코사민이 따로 판매되고 있을 정도입니다. 인체에 대해서와 마찬가지로 효과가 있다고 합니다.